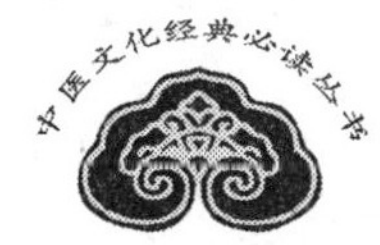

# 金匮要略

JINGUIYAOLUE

（东汉）张仲景◎著

山西出版传媒集团
山西科学技术出版社

**图书在版编目（CIP）数据**
金匮要略/（东汉）张仲景著. —太原：山西科学技术出版社，2017.5
（中医文化经典必读丛书）
ISBN 978-7-5377-5513-9
Ⅰ.①金… Ⅱ.①张… Ⅲ.①《金匮要略方论》Ⅳ.①R222.3
中国版本图书馆CIP数据核字（2017）第038557号
校注者：李佳佳　李伟　杨斌　李爱莲　梁宝祥　石光　王雅琴

## 金匮要略

出　版　人：赵建伟
著　　　者：（东汉）张仲景
责 任 编 辑：王　璇
责 任 发 行：阎文凯
封 面 设 计：杨宇光
出 版 发 行：山西科学技术出版社
编辑部电话：0351-4922135
发 行 电 话：0351-4922121
经　　　销：各地新华书店
印　　　刷：运城日报印刷厂

网址：www.sxkxjscbs.com
微信：sxkjcbs
开本：787mm×1092mm　1/96
印张：2.8
字数：57千字
版次：2017年5月第1版
印次：2017年5月第1次印刷
印数：1-5 000册
书号：ISBN 978-7-5377-5513-9
定价：12.00元

本社常年法律顾问：王葆柯

# 金匮要略方论序

张仲景为《伤寒卒病论》合十六卷，今世但传《伤寒论》十卷，杂病未见其书，或于诸家方中载其一二矣。翰林学士王洙在馆阁日，于蠹简中得仲景《金匮玉函要略方》三卷：上则辩伤寒，中则论杂病，下则载其方，并疗妇人。乃录而传之士流，才数家耳。尝以对方证者，施之于人，其效若神。然而或有证而无方，或有方而无证，救治治病其有未备。国家诏儒臣校正医书，臣奇先校定《伤寒论》，次校定《金匮玉函经》，今又校成此书，仍以逐方次于证候之下，使仓卒之际，便于检用也。又采散在诸家之方，附于逐篇之末，以广其法。以其伤寒文多节略，故断自杂病以下，终于饮食禁忌，凡二十五篇，除重复合二百六十二方，勒成上、中、下三卷，依旧名曰《金匮方论》。臣奇尝读《魏志·华佗传》云："出书一卷曰：此书可以活人。"每观华佗凡所疗病，多尚奇怪，不合圣人之经，臣奇谓活人者，必仲景之书也。大哉炎农圣法，属我盛旦，恭惟主上，丕承大统，抚育元元，颁行方书，拯济疾苦，使和气盈溢，而万物莫不尽和矣。

太子右赞善大夫臣高保衡、尚书都官员外郎臣孙奇、尚书司封郎中充秘阁校理臣林亿等传上

# 目　录

# 脏腑经络先后病脉证第一

一、问曰：上工治未病，何也？师曰：夫治未病者，见肝之病，知肝传脾，当先实脾，四季脾旺不受邪，即勿补之；中工不晓相传，见肝之病，不解实脾，惟治肝也。夫肝之病，补用酸，助用焦苦，益用甘味之药调之（酸入肝，焦苦入心，甘入脾。脾能伤肾，肾气微弱，则水不行；水不行，则心火气盛，则伤肺；肺被伤，则金气不行；金气不行，则肝气盛，则肝自愈。此治肝补脾之要妙也）。肝虚则用此法，实则不在用之。

经曰："虚虚实实，补不足，损有余。"是其义也。余脏准此。

二、夫人禀五常，因风气而生长，风气虽能生万物，亦能害万物，如水能浮舟，亦能覆舟。若五脏元真通畅，人即安和。客气邪风，中人多死，千般疢难，不越三条：一者，经络受邪，入脏腑，为内所因也；二者，四肢九窍，血脉相传，壅塞不通，为外皮肤所中也；三者，房室、金刃、虫兽所伤。以此详之，病由都尽。

若人能养慎，不令邪风干忤经络；适中经络，未流传脏腑，即医治之。四肢才觉重滞，即导引、吐纳、针灸、膏摩，勿令九窍闭塞；更能无犯王法禽兽灾伤，房室勿令竭乏，服食节其冷、热、苦、酸、辛、甘，不遗形体有衰，病则无由入其腠理。腠者，是三焦通会元真之处，为血气所注；理者，是皮肤、脏腑之纹理也。

三、问曰：病人有气色见于面部，愿闻其说。师曰：鼻头色青，腹中痛，苦冷者死；鼻头色微黑者，有水气；色黄者，胸上有寒；色白者，亡血也，设微赤非时者死；其目正圆者痉，不治。又色青为痛，色黑为劳，色赤为风，色黄者便难，色鲜明者有留饮。

四、师曰：病人语声寂然喜惊呼者，骨节间病；语声喑喑然不彻者，心膈间病；语声啾啾然细而长者，头中病。

五、师曰：息摇肩者，心中坚；息引胸中上气者，咳；息张口短气者，肺痿唾沫。

六、师曰：吸而微数，其病在中焦，实也，当下之即愈；虚者不治。在上焦者，其吸促，在下焦者，其吸远，此皆难治。呼吸动摇振振者，不治。

七、师曰：寸口脉动者，因其旺时而动，假令肝旺色青，四时各随其色。肝色青而反色白。非其时色脉，皆当病。

八、问曰：有未至而至，有至而不至，有至而不去，有至而太过，何谓也？师曰：冬至之后，甲子夜半少阳起，少阳之时，阳始生，天得温和。以未得甲子，天因温和，此为未至而至也；以得甲子，而天未温和，为至而不至也；以得甲子，而天大寒不解，此为至而不去也；以得甲子，而天温如盛夏五六月时，此为至而太过也。

九、师曰：病人脉浮者在前，其病在表；浮者在后，其病在里，腰痛背强不能行，必短气而极也。

十、问曰：经云“厥阳独行”，何谓也？师曰：

此为有阳无阴，故称厥阳。

十一、问曰：寸脉沉大而滑，沉则为实，滑则为气，实气相搏，血气入脏即死，入腑即愈，此为卒厥，何谓也？师曰：唇口青，身冷，为入脏即死；如身和，汗自出，为入腑即愈。

十二、问曰：脉脱入脏即死，入腑即愈，何谓也？师曰：非为一病，百病皆然。譬如浸淫疮，从口起流向四肢者可治，从四肢流来入口者不可治；病在外者可治，入里者即死。

十三、问曰：阳病十八，何谓也？师曰：头痛，项、腰、脊、臂、脚掣痛。阴病十八，何谓也？师曰：咳，上气，喘、哕，咽，肠鸣，胀满，心痛，拘急。五脏病各有十八，合为九十病，人又有六微，微有十八病，合为一百八病，五劳七伤六极，妇人三十六病，不在其中。

清邪居上，浊邪居下，大邪中表，小邪中里，槃饪之邪，从口入者，宿食也。五邪中人，各有法度，风中于前，寒中于暮，湿伤于下，雾伤于上，风令脉浮，寒令脉急，雾伤皮腠，湿流关节，食伤脾胃，极寒伤经，极热伤络。

十四、问曰：病有急当救里救表者，何谓也？师曰：病，医下之，续得下利清谷不止，身体疼痛者，急当救里；后身体疼痛，清便自调者，急当救表也。

十五、夫病痼疾加以卒病，当先治其卒病，后乃治其痼疾也。

十六、师曰：五脏病各有所得者愈，五脏病各有所恶，各随其所不喜者为病。病者素不应食，而反暴思之，必发热也。

十七、夫诸病在脏，欲攻之，当随其所得而攻之，如渴者。与猪苓汤。余皆仿此。

# 痉湿暍病脉证治第二

一、太阳病，发热无汗，反恶寒者，名曰刚痉。

二、太阳病，发热汗出，而不恶寒，名曰柔痉。

三、太阳病，发热，脉沉而细者，名曰痉，为难治。

四、太阳病，发汗大多，因致痉。

五、夫风病下之则痉，复发汗，必拘急。

六、疮家虽身疼痛，不可发汗，汗出则痉。

七、病者身热足寒，颈项强急，恶寒，时头热，面赤目赤，独头动摇，猝口噤，背反张者，痉病也。若发其汗者，寒湿相得，其表益虚，即恶寒甚。发其汗已，其脉如蛇。

八、暴腹胀大者，为欲解。脉如故，反伏弦者痉。

九、夫痉脉，按之紧如弦，直上下行。

十、痉病有灸疮，难治。

十一、太阳病，其证备，身体强，几几然，脉反沉迟，此为痉，栝楼桂枝汤主之。

**栝楼桂枝汤方**

栝楼根二两　桂枝三两（去皮）　芍药三两

甘草二两（炙）　生姜三两（切）　大枣十二枚（擘）

上六味，以水九升，煮取三升，分温三服，微取汗。汗不出，食顷，啜热粥发之。

十二、太阳病，无汗而小便反少，气上冲胸，口噤不得语，欲作刚痉，葛根汤主之。

**葛根汤方**

葛根四两　麻黄三两（去节）　桂枝二两（去皮）　芍药二两　甘草二两（炙）　生姜三两（切）　大枣十二枚（擘）

上七味，吹咀，以水一斗（一作“七升”），先煮麻黄、葛根，减二升，去沫，内诸药，煮取三升，去滓，温服一升，覆取微似汗，不须啜粥，余如桂枝汤法将息及禁忌。

十三、痉为病，胸满口噤，卧不着席，脚挛，急，必龂齿，可与大承气汤。

**大承气汤方**

大黄四两（酒洗） 厚朴半斤（炙去皮） 枳实五枚（炙） 芒硝三合

上四味，以水一斗，先煮二物，取五升，去滓，内大黄，煮取二升，去滓，内芒硝，更上微火一二沸，分温再服，得下止服。

十四、太阳病，关节疼痛而烦，脉沉细者，此名湿痹。湿痹之候，小便不利，大便反快，但当利其小便。

十五、湿家之为病，一身尽疼，发热，身色如熏黄也。

十六、湿家，其人但头汗出，背强，欲得被覆向火。若下之早则哕，或胸满，小便不利，舌上如胎者，以丹田有热，胸上有寒，渴欲得饮而不能饮，则口燥烦也。

十七、湿家下之，额上汗出，微喘，小便利者，死；若下利不止者，亦死。

十八、风湿相搏，一身尽疼痛，法当汗出而解，值天阴雨不止，医云此可发汗，汗之病不愈者何也?盖发其汗，汗大出者，但风气去，湿气在，是故不愈也。若治风湿者，发其汗，但微微似欲汗出者，风湿俱去也。

十九、湿家病身疼发热，面黄而喘，头痛鼻塞而烦，其脉大，自能饮食，腹中和无病，病在头中寒湿，故鼻塞，内药鼻中则愈。

二十、湿家身烦疼，可与麻黄加术汤发其汗为宜，慎不可以火攻之。

### 麻黄加术汤方

麻黄三两（去节）　桂枝二两（去皮）　甘草一两（炙）　杏仁七十个（去皮尖）　白术四两

上五味，以水九升，先煮麻黄，减二升，去上沫，内诸药，煮取二升半，去滓，温服八合，覆取微似汗。

二十一、病者一身尽疼，发热，日晡所剧者，名风湿。此病伤于汗出当风，或久伤取冷所致也，可与麻黄杏仁薏苡甘草汤。

### 麻黄杏仁薏苡甘草汤方

麻黄（去节）半两（汤泡）　甘草一两（炙）

薏苡仁半两　杏仁十个（去皮尖，炒）

上剉麻豆大，每服四钱匕，水盏半，煮八分，去滓，温服。有微汗，避风。

二十二、风湿脉浮身重，汗出恶风者，防己黄芪汤主之。

**防己黄芪汤方**

防己一两　甘草半两（炒）　白术七钱半　黄芪一两一分（去芦）

上剉麻豆大，每抄五钱匕，生姜四片，大枣一枚，水盏半，煎八分，去滓，温服，良久再服。喘者加麻黄半两，胃中不和者加芍药三分，气上冲者加桂枝三分，下有陈寒者加细辛二分。服后当如虫行皮中，从腰下如冰，后坐被上，又以一被绕腰以下，温令微汗，瘥。

二十三、伤寒八九日，风湿相搏，身体疼烦，不能自转侧，不呕不渴，脉浮虚而涩者，桂枝附子汤主之；若大便坚，小便自利者，去桂加白术汤主之。

**桂枝附子汤方**

桂枝四两（去皮）　生姜三两（切）　附子三枚（炮去皮，破八片）　甘草二两（炙）　大枣十二枚（擘）

上五味，以水六升，煮取二升，去滓，分温

三服。

**白术附子汤方**

白术二两　附子一枚半（炮去皮）　甘草一两（炙）　生姜一两半（切）　大枣六枚（擘）

上五味，以水三升，煮取一升，去滓，分温三服。一服觉身痹，半日许再服，三服都尽，其人如冒状，勿怪，即是术、附并走皮中，逐水气，未得除故耳。

二十四、风湿相搏，骨节疼烦掣痛，不得屈伸，近之则痛剧，汗出短气，小便不利，恶风不欲去衣，或身微肿者，甘草附子汤主之。

**甘草附子汤方**

甘草二两（炙）　白术二两　附子一枚（炮去皮）　桂枝四两（去皮）

上四味，以水六升，煮取三升，去滓，温服一升，日三服。初服得微汗则解，能食。汗出复烦者，服五合。恐一升多者，服六七合为妙。

二十五、太阳中暍，发热恶寒，身重而疼痛，其脉弦细芤迟。小便已，洒洒然毛耸，手足逆冷，小有劳，身即热，口开，前板齿燥。若发其汗，则恶寒甚；加温针，则发热甚；数下之，则淋甚。

二十六、太阳中热者，暍是也。汗出恶寒，身热而渴，白虎加人参汤主之。

**白虎加人参汤方**

知母六两　石膏一斤（碎）　甘草二两　粳米六合　人参三两

上五味，以水一斗，煮米熟汤成，去滓，温服一升，日三服。

二十七、太阳中暍，身热疼重，而脉微弱，此以夏月伤冷水，水行皮中所致也，一物瓜蒂汤主之。

**一物瓜蒂汤方**

瓜蒂二十个

上剉，以水一升，煮取五合，去滓，顿服。

# 百合狐蜮阴阳毒病脉证治第三

一、论曰：百合病者，百脉一宗，悉致其病也。意欲食复不能食，常默然，欲卧不能卧，欲行不能行，饮食或有美时，或有不用闻食臭时，如寒无寒，如热无热，口苦，小便赤，诸药不能治，得药则剧吐利，如有神识之疾，而身形如和，其脉微数。

每溺时头痛者，六十日乃愈；若溺时头不痛，淅然者，四十日愈；若溺快然，但头眩者，二十日愈。

其证或未病而预见，或病四五日而出，或病二十日或一月后见者，各随证治之。

二、百合病发汗后者，百合知母汤主之。

**百合知母汤方**

百合七枚（擘）　知母三两（切）

上先以水洗百合，渍一宿，当白沫出，去其水，更以泉水二升，煎取一升，去滓；别以泉水二升煎知母，取一升，去滓，后合和，煎取一升五合，分温再服。

三、百合病下之后者，滑石代赭汤主之。

**滑石代赭汤方**

百合七枚（擘）　滑石三两（碎，绵裹）　代赭石如弹子大一枚（碎，绵裹）

上先以水洗百合，渍一宿，当白沫出，去其水，更以泉水二升，煎取一升，去滓；别以泉水二升煎滑石、代赭，取一升，去滓；后合和重煎，取一升五合，分温服。

四、百合病吐之后者，用百合鸡子黄汤主之。

**百合鸡子黄汤方**

百合七枚（擘）　鸡子黄一枚

上先以水洗百合，渍一宿，当白沫出，去其水，更以泉水二升，煎取一升，去滓，内鸡子黄，搅匀，煎五分，温服。

五、百合病不经吐、下、发汗，病形如初者，百合地黄汤主之。

**百合地黄汤方**

百合七枚（擘）　生地黄汁一升

上以水洗百合，渍一宿，当白沫出，去其水，更以泉水二升，煎取一升，去滓，内地黄汁，煎取一升五合，分温再服。中病，勿更服。大便当如漆。

六、百合病一月不解，变成渴者，百合洗方主之。

**百合洗方**

上以百合一升，以水一斗，渍之一宿，以洗身。洗已，食煮饼，勿以盐豉也。

七、百合病渴不瘥者，栝楼牡蛎散主之。

**栝楼牡蛎散方**

栝楼根　牡蛎（熬）等分

上为细末，饮服方寸匕，日三服。

八、百合病变发热者，百合滑石散主之。

**百合滑石散方**

百合一两（炙）　滑石二两（一作三两）

上为散，饮服方寸匕，日三服。当微利者，止服，热则除。

九、百合病见于阴者，以阳法救之；见于阳者，以阴法救之。见阳攻阴，复发其汗，此为逆；见阴攻阳，乃复下之，此亦为逆。

十、狐蜮之为病，状如伤寒，默默欲眠，目不得闭，卧起不安，蚀于喉为蜮，蚀于阴为狐，不欲饮食，恶闻食臭，其面目乍赤、乍黑、乍白。蚀于上部则声暍，甘草泻心汤主之。

**甘草泻心汤方**

甘草四两（炙）　黄芩　人参　干姜各三两　黄连一两　大枣十二枚（擘）　半夏半升

上七味，水　斗，煮取六升，去滓再煎，温服一升，日三服。

十一、蚀于下部则咽干，苦参汤洗之。

**苦参汤方**

苦参一升，以水一斗，煎取七升，去滓，熏洗，日三服。

十二、蚀于肛者，雄黄熏之。

**雄黄熏方**

雄黄

上一味为末，筒瓦二枚合之，烧向肛熏之。

十三、病者脉数，无热，微烦，默默但欲卧，汗出，初得之三四日，目赤如鸠眼；七八日，目四眦黑。若能食者，脓已成也，赤小豆当归散主之。

**赤小豆当归散方**

赤小豆三升（浸令芽出，曝干）　当归三两

上二味，杵为散，浆水服方寸匕，日服。

十四、阳毒之为病，面赤斑斑如锦纹，咽喉痛，唾脓血。五日可治，七日不可治，升麻鳖甲汤主之。

十五、阴毒之为病，面目青，身痛如被杖，咽喉痛。五日可治，七日不可治，升麻鳖甲汤去雄黄、蜀椒主之。

**升麻鳖甲汤方**

升麻二两　当归一两　蜀椒（炒去汗）一两　甘草二两　鳖甲手指大一片（炙）　雄黄半两（研）

上六味，以水四升，煮取一升，顿服之，老小再服，取汗。

# 疟病脉证并治第四

一、师曰：疟脉自弦，弦数者多热，弦迟者多寒。弦小紧者下之瘥，弦迟者可温之，弦紧者可发汗针灸也，浮大者可吐之，弦数者风发也，以饮食消息止之。

二、病疟以月一日发，当以十五日愈，设不瘥，当月尽解；如其不瘥，当云可？师曰：此结为癥瘕，名曰疟母，急治之，宜鳖甲煎丸。

## 鳖甲煎丸方

鳖甲十二分（炙） 乌扇三分（烧） 黄芩三分 柴胡六分 鼠妇三分（熬） 干姜三分 大黄三分 芍药五分 桂枝三分 葶苈一分（熬） 石韦三分（去毛） 厚朴三分 牡丹五分（去心） 瞿麦二分 紫葳三分 半夏一分 人参一分 䗪虫五分（熬） 阿胶三分（炙） 蜂窝四分（炙） 赤硝十二分 蜣螂六分（熬） 桃仁二分

上二十三味，为末，取锻灶下灰一斗，清酒一斛五斗，浸灰，候酒尽一半，着鳖甲于中，煮令泛烂如胶漆，绞取汁，内诸药，煎为丸，如梧子大，空心服七丸，日三服。

三、师曰：阴气孤绝，阳气独发，则热而少气烦冤，手足热而欲呕，名曰瘅疟。若但热不寒者，邪气内藏于心，外舍分肉之间，令人消铄脱肉。

四、温疟者，其脉如平，身无寒但热，骨节疼烦，时呕，白虎加桂枝汤主之。

**白虎加桂枝汤方**

知母六两　甘草二两（炙）　石膏一斤　粳米二合　桂枝（去皮）三两

上剉，每五钱，水一盏半，煎至八分，去滓，温服，汗出愈。

五、疟多寒者，名曰牝疟，蜀漆散主之。

**蜀漆散方**

蜀漆（洗去腥）　云母（烧二日夜）　龙骨等分

上三味，杵为散，未发前以浆水服半钱。温疟加蜀漆半分，临发时服一钱匕。

**附《外台秘要》方**

**牡蛎汤：**治牝疟。

牡蛎四两（熬）　麻黄四两（去节）　甘草二两　蜀漆三两

上四味，以水八升，先煮蜀漆、麻黄，去上沫，得六升，内诸药，煮取二升，温服一升。若吐，则勿更服。

**柴胡去半夏加栝楼根汤**：治疟病发渴者，亦治劳疟。

柴胡八两　人参　黄芩　甘草各三两　栝楼根四两　生姜二两　大枣十二枚

上七味，以水一斗二升，煮取六升，去滓，再煎，取三升，温服一升，日二服。

**柴胡桂姜汤**：治疟寒多微有热，或但寒不热。

柴胡半斤　桂枝三两（去皮）　干姜二两　栝楼根四两　黄芩三两　牡蛎三两（熬）　甘草二两

（炙）

上七味，以水一斗二升，煮取六升，去滓，再煎，取三升，温服一升，日三服。初服微烦，复服汗出便愈。

## 中风历节病脉证并治第五

一、夫风之为病，当半身不遂，或但臂不遂者，此为痹，脉微而数，中风使然。

二、寸口脉浮而紧，紧则为寒，浮则为虚；寒虚相搏，邪在皮肤；浮者血虚，络脉空虚；贼邪不泄，或左或右；邪气反缓，正气即急，正气引邪，㖞僻不遂。

邪在于络，肌肤不仁；邪在于经，即重不胜；邪入于腑，即不识人；邪入于脏，舌即难言，口吐涎。

**侯氏黑散**：治大风四肢烦重，心中恶寒不足者。

菊花四十分　白术十分　细辛三分　茯苓三分　牡蛎三分　桔梗八分　防风十分　人参三分　矾石三分　黄芩五分（一本作三分）　当归三分　干姜三分　芎䓖三分　桂枝三分

上十四味，杵为散，酒服方寸匕，日一服，初服二十日，温酒调服，禁一切鱼肉大蒜，常宜冷食，六十日止，即药积在腹中不下也。热食即下矣，冷食自能助药力。

三、寸口脉迟而缓，迟则为寒，缓则为虚；营缓则为亡血，卫缓则为中风。邪气中经，则身痒而瘾疹；心气不足，邪气入中，则胸满而短气。

**风引汤**：除热瘫痫。

大黄　干姜　龙骨各四两　桂枝三两　甘草　牡蛎各二两　寒水石　滑石　赤石脂　白石脂　紫石英　石膏各六两

上十二味，杵，粗筛，以韦囊盛之，取三指撮，井花水三升，煮三沸，温服一升。

**防己地黄汤**：治病如狂状，妄行，独语不休，无寒热，其脉浮。

防己一分　桂枝三分　防风三分　甘草一分

上四味，以酒一杯，浸之一宿，绞取汁；生地黄二斤㕮咀，蒸之如斗米饭久，以铜器盛其汁；再绞地黄汁，和，分再服。

**头风摩散方**

大附子一枚（泡）　盐等分

上二味为散，沐了，以方寸匕，以摩疾上，令药力行。

四、寸口脉沉而弱，沉即主骨，弱即主筋，沉即为肾，弱即为肝。汗出入水中，如水伤心，历节黄汗出，故曰历节。

五、趺阳脉浮而滑，滑则谷气实，浮则汗自出。

六、少阴脉浮而弱，弱则血不足，浮则为风，风血相搏，即疼痛如掣。

七、盛人脉涩小，短气，自汗出，历节痛不可屈伸，此皆饮酒汗出当风所致。

八、诸肢节疼痛，身体尪瘦，脚肿如脱，头眩短气，温温欲吐，桂枝芍药知母汤主之。

**桂枝芍药知母汤方**

桂枝四两　芍药三两　甘草二两　麻黄二两　生姜五两　白术五两　知母四两　防风四两　附子二枚（炮）

上九味，以水七升，煮取二升，温服七合，日三服。

九、味酸则伤筋，筋伤则缓，名曰泄。咸则伤骨，骨伤则痿，名曰枯。枯泄相搏，名曰断泄。营气不通，卫不独行，营卫俱微，三焦无所御，四属断绝，身体羸瘦，独足肿大，黄汗出，胫冷。假令发热，便为历节也。

十、病历节不可屈伸疼痛，乌头汤主之。

**乌头汤方**：治脚气疼痛，不可屈伸。

麻黄　芍药　黄芪各三两　甘草三两（炙）　川乌五枚（㕮咀，以蜜二升，煎取一升，即出乌头）。

上五味，㕮咀四味，以水三升，煮取一升，去滓，内蜜煎中更煎之，服七合。不知，尽服之。

**矾石汤**：治脚气冲心。

矾石二两

上一味，以浆水一斗五升，煎三五沸，浸脚良。

**《古今录验》续命汤**：治中风痱，身体不能自收持，口不能言，冒昧不知痛处，或拘急不得转侧。

麻黄　桂枝　当归　人参　石膏　干姜　甘草各三两　芎䓖一两五钱　杏仁四十枚

上九味，以水一斗，煮取四升，温服一升，当小汗，薄覆脊，凭几坐，汗出则愈，不汗更服。

无所禁，勿当风。并治但伏不得卧，咳逆上气，面目浮肿。

**《千金》三黄汤**：治中风手足拘急，百节疼痛，烦热心乱，恶寒，经日不欲饮食。

麻黄五分　独活四分　细辛二分　黄芪二分　黄芩三分

上五味，以水六升，煮取二升，分温三服，一服小汗，二服大汗。心热加大黄二分，腹满加枳实一枚，气逆加人参三分，悸加牡蛎三分，渴加栝楼根三分，先有寒加附子一枚。

**《近效》术附汤**：治风虚头重眩苦极，不知食味，暖肌补中益精气。

白术二两　附子一枚半（炮去皮）　甘草一两（炙）

上三味，剉，每五钱匕，姜五片，枣一枚，水盏半，煎七成，去滓，温服。

**崔氏八味丸**：治脚气上入少腹不仁。

干地黄八两　山茱萸　薯蓣各四两　泽泻　茯苓　牡丹皮各三两　桂枝　附子（炮）各一两

上八味，末之，炼蜜和丸梧子大。酒下十五丸，日再服。

**《千金》越婢加术汤**：治肉极，热则身体津脱，腠理开，汗大泄，厉风气，下焦脚弱。

麻黄六两　石膏半斤　生姜三两　甘草二两　白术四两　大枣十五枚

上六味，以水六升，先煮麻黄，去上沫，内诸药，煮取三升，分温三服。恶风加附子一枚（炮）。

## 血痹虚劳病脉证并治第六

一、问曰：血痹病从何得之？师曰：夫尊荣人骨弱肌肤盛，重因疲劳汗出，卧不时动摇，加被微风，遂得之。但以脉自微涩，在寸口、关上小紧，宜针引阳气，令脉和紧去则愈。

二、血痹阴阳俱微，寸口关上微，尺中小紧，外证身体不仁，如风痹状，黄芪桂枝五物汤主之。

**黄芪桂枝五物汤方**

黄芪三两　芍药三两　桂枝三两　生姜六两

大枣十二枚

上五味，以水六升，煮取二升，温服七合，日三服。

三、夫男子平人，脉大为劳，极虚亦为劳。

四、男子面色薄者，主渴及亡血，猝喘悸，脉浮者，里虚也。

五、男子脉虚沉弦，无寒热，短气里急，小便不利，面色白，时目瞑，兼衄，少腹满，此为劳使之然。

六、劳之为病，其脉浮大，手足烦，春夏剧，秋冬瘥，阴寒精自出，酸削不能行。

七、男子脉浮弱而涩，为无子，精气清冷。

八、夫失精家少腹弦急，阴头寒，目眩，发落，脉极虚芤迟，为清谷，亡血，失精。脉得诸芤动微紧，男子失精，女子梦交，桂枝龙骨牡蛎汤主之。

**桂枝龙骨牡蛎汤方**

桂枝　芍药　生姜各三两　甘草二两　大枣十二枚　龙骨　牡蛎各三两

上七味，以水七升，煮取三升，分温三服。

**天雄散方**

天雄三两（炮）　白术八两　桂枝六两　龙骨三两

上四味，杵为散，酒服半钱匕，日三服，不知，稍增之。

九、男子平人，脉虚弱细微者，喜盗汗也。

十、人年五六十，其病脉大者，痹夹背行，若肠鸣，马刀夹瘿者，皆为劳得之。

十一、脉沉小迟，名脱气，其人疾行则喘喝，手足逆寒，腹满，甚则溏泄，食不消化也。

十二、脉弦而大，弦则为减，大则为芤，减则为寒，芤则为虚，虚寒相搏，此名为革，妇人则半产漏下，男子则亡血失精。

十三、虚劳里急，悸，衄，腹中痛，梦失精，四肢酸疼，手足烦热，咽干口燥，小建中汤主之。

**小建中汤方**

桂枝三两（去皮）　甘草三两（炙）　大枣十二枚　芍药六两　生姜三两　胶饴一升

上六味，以水七升，煮取三升，去滓，内胶饴，更上微火消解，温服一升，日三服。

十四、虚劳里急，诸不足，黄芪建中汤主之。

**黄芪建中汤方**

于小建中汤内加黄芪一两半，余依上法。

十五、虚劳腰痛，少腹拘急，小便不利者，八味肾气丸主之。

**肾气丸方**

干地黄八两　山药　山茱萸各四两　泽泻　丹皮　茯苓各三两　桂枝　附子（炮）各一两

上八味末之，炼蜜和丸梧桐子大，酒下十五丸，加至二十丸，日再服。

十六、虚劳诸不足，风气百疾，薯蓣丸主之。

**薯蓣丸方**

薯蓣三十分　当归　桂枝　曲　干地黄　豆黄卷各十分　甘草二十八分　人参七分　穹䓖　芍药　白术　麦门冬　杏仁各六分　柴胡　桔梗　茯苓各五分　阿胶七分　干姜三分　白敛二分　防风六分

大枣百枚为膏

上二十一味，末之，炼蜜和丸，如弹子大，空腹酒服一丸，一百丸为剂。

十七、虚劳虚烦不得眠，酸枣仁汤主之。

**酸枣仁汤方**

酸枣仁二升　甘草一两　知母二两　茯苓二两　芎䓖二两　深师有生姜二两。

上五味，以水八升，煮酸枣仁，得六升，内诸药，煮取三升，分温三服。

十八、五劳虚极羸瘦，腹满不能饮食，食伤、忧伤、饮伤、房室伤、饥伤、劳伤、经络营卫气伤，内有干血，肌肤甲错，两目黯黑。缓中补虚，大黄䗪虫丸主之。

**大黄䗪虫丸方**

大黄十分（蒸）　黄芩二两　甘草三两　桃仁一升　杏仁一升　芍药四两　干地黄十两　干漆一两　虻虫一升　水蛭百枚　蛴螬一升　䗪虫半升

上十二味，末之，炼蜜和丸小豆大，酒饮服五丸，日三服。

**附方**

**《千金翼》炙甘草汤**：治虚劳不足，汗出而闷，脉结悸，行动如常，不出百日，危急者十一日死。

甘草四两（炙）　桂枝　生姜各三两　麦门冬半升　麻仁半升　人参　阿胶各二两　大枣三十枚　生地黄一升

上九味，以酒七升，水八升，先煮八味，取三升，去滓，内胶消尽，温服一升，日三服。

**《肘后》獭肝散**：治冷劳，又主瘵疰一门相染。

獭肝一具

炙干末之，水服方寸匕，日三服。

# 肺痿肺痈咳嗽上气病脉证治第七

一、问曰：热在上焦者，因咳为肺痿。肺痿之病，从何得之？师曰：或从汗出，或从呕吐，或从消渴，小便利数，或从便难，又被快药下利，重亡津液，故得之。

曰：寸口脉数，其人咳，口中反有浊唾涎沫者何？师曰：为肺痿之病。若口中辟辟燥，咳即胸中隐隐痛，脉反滑数，此为肺痈，咳唾脓血。

脉数虚者为肺痿，数实者为肺痈。

二、问曰：病咳逆，脉之何以知此为肺痈？当有脓血，吐之则死，其脉何类？师曰：寸口脉微而数，微则为风，数则为热；微则汗出，数则恶寒。风中于卫，呼气不入；热过于营，吸而不出。风伤皮毛，热伤血脉。风舍于肺，其人则咳，口干喘满，咽燥不渴，多唾浊沫，时时振寒。热之所过，血为之凝滞，蓄结痈脓，吐如米粥。始萌可救，脓成则死。

三、上气面浮肿，肩息，其脉浮大，不治，又加利尤甚。

四、上气喘而躁者，属肺胀，欲作风水，发汗则愈。

五、肺痿吐涎沫而不咳者，其人不渴，必遗尿，小便数，所以然者，以上虚不能制下故也。此为肺中冷，必眩，多涎唾，甘草干姜汤以温之。若服汤已渴者，属消渴。

**甘草干姜汤方**

甘草四两（炙）　干姜二两（炮）

上㕮咀，以水三升，煮取一升五合，去滓，分温再服。

六、咳而上气，喉中水鸡声，射干麻黄汤主之。

**射干麻黄汤方**

射干十三枚　麻黄四两　生姜四两　细辛　紫菀　款冬花各三两　五味子半升　大枣七枚　半夏（大者洗）八枚

上九味以水一斗二升，先煮麻黄两沸，去上沫，内诸药，煮取三升，分温三服。

七、咳逆上气，时时吐浊，但坐不得眠，皂荚丸主之。

**皂荚丸方**

皂荚八两（刮去皮，用酥炙）

上一味，末之，蜜丸如梧子大，以枣膏和汤服三丸，日三夜一服。

八、咳而脉浮者，厚朴麻黄汤主之。

**厚朴麻黄汤方**

厚朴五两　麻黄四两　石膏如鸡子大　杏仁半升　半夏半升　干姜二两　细辛二两　小麦一升　五味子半升

上九味，以水一斗二升，先煮小麦熟，去滓，内诸药，煮取三升，温服一升，日三服。

九、脉沉者，泽漆汤主之。

**泽漆汤方**

半夏半升　紫参五两　泽漆三斤（以东流水五

斗，煮取一斗五升） 生姜五两 白前五两 甘草 黄芩 人参 桂枝各三两

上九味，㕮咀，内泽漆汁中，煮取五升，温服五合，至夜尽。

十、火逆上气，咽喉不利，止逆下气，麦门冬汤主之。

**麦门冬汤方**

麦门冬七升 半夏一升 人参三两 甘草二两 粳米三合 大枣十二枚

上六味，以水一斗二升，煮取六升，温服一升，日三夜一服。

十一、肺痈，喘不得卧，葶苈大枣泻肺汤主之。

**葶苈大枣泻肺汤方**

葶苈（熬令黄色，捣丸如弹子大）　大枣十二枚。上先以水三升，煮枣取二升，去枣，内葶苈，煮取一升，顿服。

十二、咳而胸满，振寒脉数，咽干不渴，时出浊唾腥臭，久久吐脓如米粥者，为肺痈，桔梗汤主之。

**桔梗汤方**

桔梗一两　甘草二两

上二味，以水三升，煮取一升，分温再服，则吐脓血也。

十三、咳而上气，此为肺胀，其人喘，目如脱状，脉浮大者，越婢加半夏汤主之。

**越婢加半夏汤方**

麻黄六两　石膏半斤　生姜三两　大枣十五枚　甘草二两　半夏半升

上六味，以水六升，先煮麻黄，去上沫，内诸药，煮取三升，分温三服。

十四、肺胀，咳而上气，烦躁而喘，脉浮者，心下有水，小青龙加石膏汤主之。

**小青龙加石膏汤方**

麻黄　芍药　桂枝　细辛　甘草　干姜各三两　五味子　半夏各半升　石膏二两

上九味，以水一斗，先煮麻黄，去上沫，内诸药，煮取三升。强人服一升，羸者减之，日三服。小儿服四合。

**附方**

**《外台》炙甘草汤**：治肺痿涎唾多，心中温温液液者（方见虚劳中）。

**《千金》甘草汤**

甘草（《千金》卷十六下有“二两”）

上一味，以水三升，煮减半，分温三服。

**《千金》生姜甘草汤**：治肺痿咳唾涎沫不止，咽燥而渴。

生姜五两　人参三两　甘草四两　大枣十五枚

上四味，以水七升，煮取三升，分温三服。

**《千金》桂枝去芍药加皂荚汤**：治肺痿吐涎沫。

桂枝　生姜各三两　甘草二两　大枣十枚　皂荚一枚（去皮子，炙焦）

上五味，以水七升，微微火煮，取三升，分温三服。

**《外台》桔梗白散**：治咳而胸满，振寒脉数，咽干不渴，时出浊唾腥臭，久久吐脓如米粥者，为肺痈。

桔梗　贝母各三分　巴豆一分（去皮，熬，研如脂）

上三味，为散，强人饮服半钱匕，羸者减之。病在膈上者吐脓，在膈下者泻出，若下多不止，饮冷水一杯则定。

**《千金》苇茎汤**：治咳有微热，烦满，胸中甲错，是为肺痈。

苇茎二升　薏苡仁半升　桃仁五十枚　瓜瓣半升

上四味，以水一斗，先煮苇茎，得五升，去滓，内诸药，煮取二升，服一升，再服，当吐如脓。

十五、肺痈胸满胀，一身面目浮肿，鼻塞清涕出，不闻香臭酸辛，咳逆上气，喘鸣迫塞，葶苈大枣泻肺汤主之。

# 奔豚气病脉证治第八

一、师曰：病有奔豚，有吐脓，有惊怖，有火邪，此四部病，皆从惊发得之。

师曰：奔豚病，从少腹起，上冲咽喉，发作欲死，复还止，皆从惊恐得之。

二、奔豚气上冲胸，腹痛，往来寒热，奔豚汤主之。

**奔豚汤方**

甘草　芎䓖　当归各二两　半夏四两　黄芩二

两　生葛五两　芍药二两　生姜四两　甘李根白皮一升

上九味，以水二斗，煮取五升，温服一升，日三服，夜一服。

三、发汗后，烧针令其汗，针处被寒，核起而赤者，必发奔豚，气从小腹上至心，灸其核上各一壮，与桂枝加桂汤主之。

**桂枝加桂汤方**

桂枝五两　芍药三两　甘草二两（炙）　生姜三两　大枣十二枚

上五味，以水七升，微火煮取三升，去滓，温服一升。

四、发汗后，脐下悸者，欲作奔豚，茯苓桂枝甘草大枣汤主之。

**茯苓桂枝甘草大枣汤方**

茯苓半斤　甘草二两（炙）　大枣十五枚　桂枝四两

上四味，以甘澜水一斗，先煮茯苓，减二升，内诸药，煮取三升，去滓，温服一升，日三服（甘澜水法：取水二斗，置大盆内，以杓扬之，水上有珠子五六千颗相逐，取用之）。

## 胸痹心痛短气病脉证治第九

一、师曰：夫脉当取太过不及，阳微阴弦，即胸痹而痛，所以然者，责其极虚也。今阳虚知在上焦，所以胸痹、心痛者，以其阴弦故也。

二、平人无寒热，短气不足以息者，实也。

三、胸痹之病，喘息咳唾，胸背痛，短气，寸口脉沉而迟，关上小紧数，栝楼薤白白酒汤主之。

**栝楼薤白白酒汤方**

栝楼实一枚（捣）　薤白半升　白酒七升

上三味，同煮，取二升，分温再服。

四、胸痹不得卧，心痛彻背者，栝楼薤白半夏汤主之。

**栝楼薤白半夏汤方**

栝楼实一枚（捣）　薤白三两　半夏半升　白酒一斗

上四味，同煮，取四升，温服一升，日三服。

五、胸痹心中痞气，气结在胸，胸满，胁下逆抢心，枳实薤白桂枝汤主之；人参汤亦主之。

**枳实薤白桂枝汤方**

枳实四枚　厚朴四两　薤白半升　桂枝一两

栝楼实一枚（捣）

上五味，以水五升，先煮枳实、厚朴，取二升，去滓，内诸药，煮数沸，分温三服。

**人参汤方**

人参　甘草　干姜　白术各三两

上四味，以水八升，煮取三升，温服一升，日三服。

六、胸痹，胸中气塞，短气，茯苓杏仁甘草汤主之；橘枳姜汤亦主之。

**茯苓杏仁甘草汤方**

茯苓三两　杏仁五十个　甘草一两

上三味，以水一斗，煮取五升，温服一升，日三服。不瘥，更服。

**橘枳姜汤方**

橘皮一斤　枳实三两　生姜半斤

上三味，以水五升，煮取二升，分温再服。

七、胸痹缓急者，薏苡附子散主之。

**薏苡附子散方**

薏苡仁十五两　大附子十枚（炮）

上二味，杵为散，服方寸匕，日三服。

八、心中痞，诸逆心悬痛，桂枝生姜枳实汤主之。

**桂枝生姜枳实汤方**

桂枝　生姜各三两　枳实五枚

上三味，以水六升，煮取三升，分温三服。

九、心痛彻背，背痛彻心，乌头赤石脂丸主之。

**乌头赤石脂丸方**

蜀椒一两（一法二分）　乌头一分（炮）　附子半两（炮）　干姜一两　赤石脂一两

上五味，末之，蜜丸如桐子大，先食服一丸，日三服。不知，稍加服。

**附方**

**九痛丸：**治九种心痛。

附子二两（炮） 生狼牙一两（炙香） 巴豆一两（去皮心，熬，研如脂） 人参 干姜 吴茱萸各一两

上六味，末之，炼蜜丸如桐子大，酒下。强人初服三丸，日三服；弱者二丸。兼治猝中恶，腹胀痛，口不能言；又治连年积冷，流注心胸痛，并冷冲上气，落马坠车血疾等，皆主之。忌口如常法。

# 腹满寒疝宿食病脉证治第十

一、趺阳脉微弦，法当腹满，不满者必便难，两胁疼痛，此虚寒从下上也，当以温药服之。

二、病者腹满，按之不痛为虚，痛者为实，可下之。舌黄未下者，下之黄自去。

三、腹满时减，复如故，此为寒，当与温药。病者痿黄，躁而不渴，胸中寒实，而利不止者死。

四、寸口脉弦者，即胁下拘急而痛，其人濇濇恶寒也。

五、夫中寒家，喜欠。其人清涕出，发热色和者，善嚏。

六、中寒其人下利，以里虚也，欲嚏不能，此人肚中寒。

七、夫瘦人绕脐痛，必有风冷，谷气不行。而反下之，其气必冲，不冲者，心下则痞。

八、病腹满，发热十日，脉浮而数，饮食如故，厚朴七物汤主之。

**厚朴七物汤方**

厚朴半斤　甘草　大黄各三两　大枣十枚　枳实五枚　桂枝二两　生姜五两

上七味，以水一斗，煮取四升，温服八合，日三服。呕者加半夏五合，下利去大黄，寒多者加生姜至半斤。

九、腹中寒气，雷鸣切痛，胸胁逆满，呕吐，附子粳米汤主之。

**附子粳米汤方**

附子一枚（炮）　半夏　粳米各半升　甘草一两　大枣十枚

上五味，以水八升，煮米熟汤成，去滓，温服一升，日三服。

十、痛而闭者，厚朴三物汤主之。

## 厚朴三物汤方

厚朴八两　大黄四两　枳实五枚

上三味，以水一斗二升，先煮二味，取五升，内大黄，煮取三升，温服一升。以利为度。

十一、按之心下满痛者，此为实也，当下之，宜大柴胡汤。

## 大柴胡汤方

柴胡半斤　黄芩三两　芍药三两　半夏半升（洗）　枳实四枚（炙）　大黄四两　大枣十二枚　生姜五两

上八味，以水一斗二升，煮取六升，去滓，再煎，温服一升，日三服。

十二、腹满不减，减不足言，当须下之，宜大承气汤。大承气汤方：见前痉病中。

十三、心胸中大寒痛，呕不能饮食，腹中寒，上冲皮起，出见有头足，上下痛而不可触近，大建中汤主之。

**大建中汤方**

蜀椒二合（炒去汗）　干姜四两　人参二两

上三味，以水四升，煮取二升，去滓，内胶饴一升，微火煎取一升半，分温再服；如一炊顷，可饮粥二升，后更服。当一日食糜，温覆之。

十四、胁下偏痛，发热，其脉紧弦，此寒也，以温药下之，宜大黄附子汤。

**大黄附子汤方**

大黄三两　附子三枚（炮）　细辛二两

上三味，以水五升，煮取二升；分温三服；若强人煮取二升半，分温三服。服后如人行四五里，进一服。

十五、寒气厥逆，赤丸主之。

**赤丸方**

茯苓四两　半夏四两（洗）　乌头二两（炮）　细辛一两

上四味，末之，内真朱为色，炼蜜丸如麻子大，先食酒饮下三丸，日再夜一服；不知，稍增之，以知为度。

十六、腹痛，脉弦而紧，弦则卫气不行，即恶寒，紧则不欲食，邪正相搏，即为寒疝。

寒疝绕脐痛，若发则白汗出，手足厥冷，其脉沉紧者，大乌头煎主之。

**大乌头煎方**

乌头大者五枚（熬去皮，不㕮咀）

上以水三升，煮取一升，去滓，内蜜二升，煎令水气尽，取二升，强人服七合，弱人服五合。不瘥，明日更服，不可一日再服。

十七、寒疝腹中痛，及胁痛里急者，当归生姜羊肉汤主之。

**当归生姜羊肉汤方**

当归三两　生姜五两　羊肉一斤

上三味，以水八升，煮取三升，温服七合，日三服。若寒多者加生姜成一斤；痛多而呕者加橘皮二两，白术一两。加生姜者亦加水五升，煮取三升二合，服之。

十八、寒疝腹中痛，逆冷，手足不仁，若身疼痛，灸刺诸药不能治，抵当乌头桂枝汤主之。

**乌头桂枝汤方**

乌头五枚

上一味，以蜜二斤，煎减半，去滓，以桂枝汤五合解之，令得一升后，初服二合；不知，即服三合；又不知，复加至五合。其知者，如醉状，得吐者为中病。

**桂枝汤方**

桂枝三两（去皮）　芍药三两　甘草二两（炙）　生姜三两　大枣十二枚

上五味，剉，以水七升，微火煮取三升，去滓。

十九、其脉数而紧乃弦，状如弓弦，按之不移。

脉数弦者，当下其寒；脉紧大而迟者，必心下坚；脉大而紧者，阳中有阴，可下之。

**附方**

**《外台》乌头汤**：治寒疝腹中绞痛，贼风入攻五脏，拘急不得转侧，发作有时，使人阴缩，手足厥逆。

**《外台》柴胡桂枝汤方**：治心腹卒中痛者。

柴胡四两　黄芩　人参　芍药　桂枝　生姜各一两半　甘草一两　半夏二合半　大枣六枚

上九味，以水六升，煮取三升，温服一升，日三服。

**《外台》走马汤**：治中恶心痛腹胀，大便不通。

巴豆一枚（去皮心，熬）　杏仁二枚

上二味，以绵缠，捶令碎，热汤二合，捻取白汁，饮之，当下。老小量之，通治飞尸鬼击病。

二十、问曰：人病有宿食，何以别之？师曰：寸口脉浮而大，按之反涩，尺中亦微而涩，故知有宿食，大承气汤主之。

二十一、脉数而滑者，实也，此有宿食，下之愈，宜大承气汤。

二十二、下利不欲食者，有宿食也，当下之，宜大承气汤。

二十三、宿食在上脘，当吐之，宜瓜蒂散。

**瓜蒂散方**

瓜蒂一分（熬黄）　赤小豆一分（煮）

上二味，杵为散，以香豉七合煮取汁，和散一钱匕，温服之。不吐者，少加之，以快吐为度而止。

二十四、脉紧如转索无常者，有宿食也。

二十五、脉紧头痛，风寒，腹中有宿食不化也。

# 五脏风寒积聚病脉证并治第十一

一、肺中风者，口燥而喘，身运而重，冒而肿胀。

二、肺中寒，吐浊涕。

三、肺死脏，浮之虚，按之弱如葱叶，下无根者，死。

四、肝中风者，头目瞤，两胁痛，行常伛，令人嗜甘。

五、肝中寒者，两臂不举，舌本燥，喜太息，胸中痛，不得转侧，食则吐而汗出也。

六、肝死脏，浮之弱，按之如索不来，或曲如蛇行者，死。

七、肝着，其人常欲蹈其胸上，先未苦时，但欲饮热，旋覆花汤主之。

**旋覆花汤方**

旋覆花三两　葱十四茎　新绛少许

上三味，以水三升，煮取一升，顿服之。

八、心中风者，翕翕发热，不能起，心中饥，食即呕吐。

九、心中寒者，其人苦病心如啖蒜状，剧者心痛彻背，背痛彻心，譬如蛊注。其脉浮者，自吐乃愈。

十、心伤者，其人劳倦，即头面赤而下重，心中痛而自烦，发热，当脐跳，其脉弦，此为心脏伤所致也。

十一、心死脏，浮之实如丸豆，按之益躁急者，死。

十二、邪哭使魂魄不安者，血气少也；血气少者属于心，心气虚者，其人则畏，合目欲眠，梦远行而精神离散，魂魄妄行。阴气衰者为癫，阳气衰者为狂。

十三、脾中风者，翕翕发热，形如醉人，腹中烦重，皮目瞤瞤而短气。

十四、脾死脏，浮之大坚，按之如覆焰洁洁，状如摇者，死。

十五、趺阳脉浮而涩，浮则胃气强，涩则小便数，浮涩相搏，大便则坚，其脾为约，麻子仁丸主之。

**麻子仁丸方**

麻子仁二升　芍药半升　枳实一斤　大黄一斤（去皮）　厚朴一尺（去皮）　杏仁一升（去皮尖，熬，别作脂）

上六味，末之，炼蜜和丸梧子大，饮服十丸，日三服，渐加，以知为度。

十六、肾著之病，其人身体重，腰中冷，如坐水中，形如水状，反不渴，小便自利，饮食如故，病属下焦，身劳汗出，衣里冷湿，久久得之，腰以下冷痛，腹重如带五千钱，甘草干姜苓术汤主之。

**甘草干姜茯苓白术汤方**

甘草　白术各二两　干姜　茯苓各四两

上四味，以水四升，煮取三升，分温三服，腰中即温。

十七、肾死脏，浮之坚，按之乱如转丸，益下入尺中者，死。

十八、问曰：三焦竭部，上焦竭善噫，何谓也？师曰：上焦受中焦气未和，不能消谷，故能噫耳。下焦竭，即遗溺失便，其气不和，不能自禁制，不须治，久则愈。

十九、师曰：热在上焦者，因咳为肺痿；热在中焦者，则为坚；热在下焦者，则尿血，亦令淋秘不通。大肠有寒者，多鹜溏；有热者，便肠垢。小肠有寒者，其人下重便血；有热者，心痔。

二十、问曰：病有积、有聚、有谷气，何谓也？师曰：积者，脏病也，终不移；聚者，腑病也，发作有时，展转痛移，为可治。槃气者，胁下痛，按之则愈，复发为槃气。

诸积大法，脉来细而附骨者，乃积也。寸口，积在胸中；微出寸口，积在喉中；关上，积在脐旁；上关上，积在心下；微下关，积在少腹；尺中，积在气冲。脉出左，积在左；脉出右，积在右；脉两出，积在中央。各以其部处之。

# 痰饮咳嗽病脉证并治第十二

一、问曰：夫饮有四，何谓也？师曰：有痰饮，有悬饮，有溢饮，有支饮。

二、问曰：四饮何以为异？师曰：其人素盛今瘦，水走肠间，沥沥有声，谓之痰饮。饮后水流在胁下，咳唾引痛，谓之悬饮。饮水流行，归于四肢，当汗出而不汗出，身体疼重，谓之溢饮。咳逆倚息，短气不得卧，其形如肿，谓之支饮。

三、水在心，心下坚筑，短气，恶水不欲饮。

四、水在肺，吐涎沫，欲饮水。

五、水在脾，少气身重。

六、水在肝，胁下支满，嚏而痛。

七、水在肾，心下悸。

八、夫心下有留饮，其人背寒冷如掌大。

九、留饮者，胁下痛引缺盆，咳嗽则转甚。

十、胸中有留饮，其人短气而渴；四肢历节痛。脉沉者，有留饮。

十一、膈上病痰，满喘咳吐，发则寒热，背痛腰疼，目泣自出，其人振振身瞤，必有伏饮。

十二、夫病人饮水多，必暴喘满。凡食少饮多，水停心下。甚者则悸，微者短气。

脉双弦者寒也，皆大下后善虚。脉偏弦者饮也。

十三、肺饮不弦，但苦喘短气。

十四、支饮亦喘而不能卧，加短气，其脉平也。

十五、病痰饮者，当以温药和之。

十六、心下有痰饮，胸胁支满，目眩，苓桂术甘汤主之。

**茯苓桂枝白术甘草汤方**

茯苓四两　桂枝　白术各三两　甘草二两

上四味，以水六升，煮取三升，分温三服，小便则利。

十七、夫短气有微饮，当从小便去之，苓桂术甘汤主之；肾气丸亦主之。

十八、病者脉伏，其人欲自利，利反快，虽利，心下续坚满，此为留饮欲去故也，甘遂半夏汤主之。

**甘遂半夏汤方**

甘遂大者三枚　半夏十二枚（以水一升，煮取半升，去滓）　芍药五枚　甘草如指大一枚（炙）

上四味，以水二升，煮取半升，去滓，以蜜半升，和药汁煎取八合，顿服之。

十九、脉浮而细滑，伤饮。

二十、脉弦数，有寒饮，冬夏难治。

二十一、脉沉而弦者，悬饮内痛。

二十二、病悬饮者，十枣汤主之。

**十枣汤方**

芫花（熬）　甘遂　大戟各等分

上三味，捣筛，以水一升五合，先煮肥大枣十枚，取八合，去滓，内药末，强人服一钱匕，羸人服半钱，平旦温服之；不下者，明日更加半钱。得快下后，糜粥自养。

二十三、病溢饮者，当发其汗，大青龙汤主之；小青龙汤亦主之。

**大青龙汤方**

麻黄六两（去节） 桂枝二两（去皮） 甘草二两（炙） 杏仁四十个（去皮尖） 生姜三两 大枣十二枚 石膏如鸡子大（碎）

上七味，以水九升，先煮麻黄，减二升，去上沫，内诸药，煮取三升，去滓，温服一升，取微似汗，汗多者，温粉粉之。

**小青龙汤方**

麻黄三两（去节） 芍药三两 五味子半升 干姜三两 甘草三两（炙） 细辛三两 桂枝三两（去皮） 半夏半升（洗）

上八味，以水一斗，先煮麻黄，减二升，去上沫，内诸药，煮取三升，去滓，温服一升。

二十四、膈间支饮，其人喘满，心下痞坚，面色黧黑，其脉沉紧，得之数十日，医吐下之不愈，木防己汤主之。虚者，即愈，实者三日复发，复与不愈者，宜木防己汤去石膏加茯苓芒硝汤主之。

**木防己汤方**

木防己三两　石膏十二枚如鸡子大　桂枝二两　人参四两

上四味，以水六升，煮取二升，分温再服。

**木防己去石膏加茯苓芒硝汤方**

大防己　桂枝各二两　人参四两　芒硝三合　茯苓四两

上五味，以水六升，煮取二升，去滓，内芒硝，再微煎，分温再服，微利则愈。

二十五、心下有支饮，其人苦冒眩，泽泻汤主之。

**泽泻汤方**

泽泻五两　白术二两

上二味，以水二升，煮取一升，分温再服。

二十六、支饮胸满者，厚朴大黄汤主之。

**厚朴大黄汤方**

厚朴一尺　大黄六两　枳实四枚

上三味，以水五升，煮取二升，分温再服。

二十七、支饮不得息，葶苈大枣泻肺汤主之。

二十八、呕家本渴，渴者为欲解，今反不渴，心下有支饮故也，小半夏汤主之。

**小半夏汤方**

半夏一升　生姜半斤

上二味，以水七升，煮取一升半，分温再服。

二十九、腹满，口舌干燥，此肠间有水气，己椒苈黄丸主之。

### 防己椒目葶苈大黄丸方

防己　椒目　葶苈（熬）　大黄各一两

上四味，末之，蜜丸如梧子大，先食饮服一丸，日三服，稍增，口中有津液。渴者加芒硝半两。

三十、卒呕吐，心下痞，膈间有水，眩悸者，小半夏加茯苓汤主之。

### 小半夏加茯苓汤方

半夏一升　生姜半斤　茯苓三两

上三味，以水七升，煮取一升五合，分温再服。

三十一、假令瘦人脐下有悸，吐涎沫而癫眩，此水也，五苓散主之。

**五苓散方**

泽泻一两一分　猪苓三分（去皮）　茯苓三分　白术三分　桂枝二分（去皮）

上五味，为末，白饮服方寸匕，日三服，多饮暖水，汗出愈。

**附方**

**《外台》茯苓饮**：治心胸中有停痰宿水，自吐出水后，心胸间虚，气满，不能食，消痰气，令能食。

茯苓　人参　白术各三两　枳实二两　橘皮二两半　生姜四两

上六味，水六升，煮取一升八合，分温三服，如人行八九里进之。

三十二、咳家其脉弦，为有水，十枣汤主之。

三十三、夫有支饮家，咳烦胸中痛者，不卒死，至一百日或一岁，宜十枣汤。

三十四、久咳数岁，其脉弱者可治；实大数者死；其脉虚者必苦冒。其人本有支饮在胸中故也，治属饮家。

三十五、咳逆倚息不得卧，小青龙汤主之。

三十六、青龙汤下已，多唾口燥，寸脉沉，尺脉微，手足厥逆，气从少腹上冲胸咽，手足痹，其面翕热如醉状，因复下流阴股，小便难，时复冒者，与茯苓桂枝五味子甘草汤，治其气冲。

**桂苓五味甘草汤方**

茯苓四两　桂枝四两（去皮）　甘草三两（炙）　五味子半升

上四味，以水八升，煮取三升，去滓，分温三服。

三十七、冲气即低，而反更咳、胸满者，用桂苓五味甘草汤去桂加干姜、细辛，以治其咳满。

**苓甘五味姜辛汤方**

茯苓四两　甘草　干姜　细辛各三两　五味子半升

上五味，以水八升，煮取三升，去滓，温服半升，日三服。

三十八、咳满即止，而更复渴，冲气复发者，以细辛、干姜为热药也。服之当遂渴，而渴反止者，为支饮也。支饮者法当冒，冒者必呕，呕者复内半夏以去其水。

**桂苓五味甘草去桂加干姜细辛半夏汤方**

茯苓四两　甘草　细辛　干姜各二两　五味子　半夏各半升

上六味，以水八升，煮取三升，去滓，温服半升，日三服。

三十九、水去呕止，其人形肿者，加杏仁主之。其证应内麻黄，以其人遂痹，故不内之。若逆而内之者，必厥，所以然者，以其人血虚，麻黄发其阳故也。

**苓甘五味加姜辛半夏杏仁汤方**

茯苓四两　甘草三两　五味子半升　干姜三两　细辛三两　半夏半升　杏仁半升（去皮尖）

上七味，以水一斗，煮取三升，去滓，温服半升，日三服。

四十、若面热如醉，此为胃热上冲熏其面，加大黄以利之。

**苓甘五味加姜辛半杏大黄汤方**

茯苓四两　甘草三两　五味子半升　干姜三两　细辛三两　半夏半升　杏仁半升　大黄三两

上八味，以水一斗，煮取三升，去滓，温服半升，日三服。

四十一、先渴后呕，为水停心下，此属饮家，小半夏加茯苓汤主之。

# 消渴小便不利淋病脉证并治第十三

一、厥阴之为病，消渴，气上冲心，心中疼热，饥而不欲食，食即吐蚘，下之不肯止。

二、寸口脉浮而迟，浮即为虚，迟即为劳；虚则卫气不足，劳则营气竭。趺阳脉浮而数，浮即为气，数即消谷而大坚；气盛而溲数，溲数即坚，坚数相搏，即为消渴。

三、男子消渴，小便反多，以饮一斗，小便一斗，肾气丸主之。

四、脉浮，小便不利，微热消渴者，宜利小便发汗，五苓散主之。

五、渴欲饮水，水入则吐者，名曰水逆，五苓散主之。

六、渴欲饮水不止者，文蛤散主之。

**文蛤散方**

文蛤五两

上一味，杵为散，以沸汤五合，和服方寸匕。

七、淋之为病，小便如粟状，小腹弦急，痛引脐中。

八、趺阳脉数，胃中有热，即消谷引食，大便必坚，小便即数。

九、淋家不可发汗，发汗则必便血。

十、小便不利者，有水气．其人苦渴，栝楼瞿麦丸主之。

**栝楼瞿麦丸方**

栝楼根二两　茯苓　薯蓣各三两　附子一枚（炮）　瞿麦一两

上五味，末之，炼蜜丸梧子大，饮服三丸，日三服；不知，增至七八丸，以小便利，腹中温为知。

十一、小便不利，蒲灰散主之；滑石白鱼散、茯苓戎盐汤并主之。

**蒲灰散方**

蒲灰七分　滑石三分

上二味，杵为散，饮服方寸匕，日三服。

**滑石白鱼散方**

滑石二分　乱发二分（烧）　白鱼二分

上三味，杵为散，饮服方寸匕，日三服。

**茯苓戎盐汤方**

茯苓半斤　白术二两　戎盐弹丸大一枚

上三味，先将茯苓、白术煎成，入戎盐再煎，分温三服。

十二、渴欲饮水，口干舌燥者，白虎加人参汤主之。

十三、脉浮发热，渴欲饮水，小便不利者，猪苓汤主之。

**猪苓汤方**

猪苓（去皮）　茯苓　阿胶　滑石　泽泻各一两

上五味，以水四升，先煮四味，取二升，去滓，内胶烊消，温服七合，日三服。

# 水气病脉证并治第十四

一、师曰：病有风水、有皮水、有正水、有石水、有黄汗。风水其脉自浮，外证骨节疼痛，恶风；皮水其脉亦浮，外证胕肿，按之没指，不恶风，其腹如鼓，不渴，当发其汗。正水其脉沉迟，外证自喘；石水其脉自沉，外证腹满不喘，黄汗其脉沉迟，身发热，胸满，四肢头面肿，久不愈，必致痈脓。

二、脉浮而洪，浮则为风，洪则为气，风气相搏，风强则为隐疹，身体为痒，痒为泄风，久为痂癞；气强则为水，难以俯仰。风气相击，身体洪肿，汗出乃愈。恶风则虚，此为风水；不恶风者，小便通利，上焦有寒，其口多涎。此为黄汗。

三、寸口脉沉滑者，中有水气，面目肿大，有热，名曰风水。视人之目窠上微拥，如新蚕卧起状，其颈脉动，时时咳，按其手足上，陷而不起者，风水。

四、太阳病，脉浮而紧，法当骨节疼痛，反不疼，身体反重而酸，其人不渴，汗出则愈，此为风水。恶寒者，此为极虚发汗得之。

渴而不恶寒者，此为皮水。

身肿而冷，状如周痹，胸中窒，不能食，反聚痛，暮躁不得眠，此为黄汗。

痛然骨节，咳而喘，不渴者，此为脾胀，其状如肿，发汗则愈。

然诸病此者，渴而下利，小便数者，皆不可发汗。

五、里水者，一身面目黄肿，其脉沉，小便不利，故令病水。假如小便自利，此亡津液，故令渴也。越婢加术汤主之。

六、趺阳脉当伏，今反紧，本自有寒，疝瘕，腹中痛，医反下之，下之即胸满短气。

七、趺阳脉当伏，今反数，本自有热，消谷，小便数，今反不利，此欲作水。

八、寸口脉浮而迟，浮脉则热，迟脉则潜，热潜相搏，名曰沉。趺阳脉浮而数，浮脉即热，数脉即止，热止相搏，名曰伏。沉伏相搏，名曰水。沉则脉虚络，伏则小便难，虚难相搏，水走皮肤，即为水矣。

九、寸口脉弦而紧，弦则卫气不行，即恶寒，水不沾流，走于肠间。

少阴脉紧而沉，紧则为痛，沉则为水，小便即难。

十、脉得诸沉，当责有水，身体肿重。水病脉出者，死。

十一、夫水病人，目下有卧蚕，面目鲜泽，脉伏，其人消渴。病水腹大，小便不利，其脉沉绝者，有水，可下之。

十二、问曰：病下利后，渴饮水，小便不利，腹满因肿者，何也？答曰：此法当病水，若小便自利及汗出者，自当愈。

十三、心水者，其身重而少气，不得卧，烦而躁，其人阴肿。

十四、肝水者，其腹大，不能自转侧，胁下腹痛，时时津液微生，小便续通。

十五、肺水者，其身肿，小便难，时时鸭溏。

十六、脾水者，其腹大，四肢苦重，津液不生，但苦少气，小便难。

十七、肾水者，其腹大，脐肿腰痛，不得溺，阴下湿如牛鼻上汗，其足逆冷，面反瘦。

十八、师曰：诸有水者，腰以下肿，当利小便；腰以上肿，当发汗乃愈。

十九、寸口脉沉而迟，沉则为水，迟则为寒，寒水相搏。趺阳脉伏，水谷不化，脾气衰则鹜溏，胃气衰则身肿。少阳脉卑，少阴脉细，男子则小便不利，女子则经水不通；经为血，血不利则为水，名曰血分。

二十、问曰：病有血分水分，何也？师曰：经水前断，后病水，名曰血分，此病难治；先病水，后经水断，名曰水分，此病易治。何以故？去水，其经自下。

二十一、问曰：病者苦水，面目身体四肢皆肿，小便不利，脉之，不言水，反言胸中痛，气上冲咽，状如炙肉，当微咳喘，审如师言，其脉何类？

师曰：寸口脉沉而紧，沉为水，紧为寒，沉紧相搏，结在关元，始时尚微，年盛不觉，阳衰之后，营卫相干，阳损阴盛，结寒微动，肾气上冲，喉咽塞噎，胁下急痛。医以为留饮而大下之，气击不去，其病不除。复重吐之，胃家虚烦，咽燥欲饮水，小便不利，水谷不化，面目手足浮肿。又与葶苈丸下水，当时如小瘥，食饮过度，肿复如前，胸胁苦痛，象若奔豚，其水扬溢，则浮咳喘逆。当先攻击冲气，令止，乃治咳；咳止，其喘自瘥。先治新病，病当在后。

二十二、风水，脉浮身重，汗出恶风者，防己黄芪汤主之。腹痛者加芍药。

**防己黄芪汤方**

防己一两　黄芪一两一分　白术三分　甘草半两（炙）

上剉，每服五钱匕，生姜四片，枣一枚，水盏半，煎取八分，去滓，温服，良久再服。

二十三、风水恶风，一身悉肿，脉浮而渴，续自汗出，无大热，越婢汤主之。

**越婢汤方**

麻黄六两　石膏半斤　生姜三两　甘草二两　大枣十五枚

上五味，以水六升，先煮麻黄，去上沫，内诸药，煮取三升，分温三服。恶风者加附子一枚炮。风水加术四两。

二十四、皮水为病，四肢肿，水气在皮肤中，四肢聂聂动者，防己茯苓汤主之。

**防己茯苓汤方**

防己三两　黄芪三两　桂枝三两　茯苓六两　甘草二两

上五味，以水六升，煮取二升，分温三服。

二十五、里水，越婢加术汤主之；甘草麻黄汤亦主之。

**越婢加术汤方**

见上于内加白术四两。

**甘草麻黄汤方**

甘草二两　麻黄四两

上二味，以水五升，先煮麻黄，去上沫，内甘草，煮取三升，温服一升。重覆汗出，不汗，再服。慎风寒。

二十六、水之为病，其脉沉小，属少阴；浮者为风。无水虚胀者，为气。水发其汗即已，脉沉者宜麻黄附子汤；浮者宜杏子汤。

**麻黄附子汤方**

麻黄三两　甘草二两　附子一枚（炮）

上三味，以水七升，先煮麻黄，去上沫，内诸药，煮取二升半，温服八分，日三服。

**杏子汤方**：方未见。

二十七、厥而皮水者，蒲灰散主之。方见消渴中。

二十八、问曰：黄汗之为病，身体肿，发热汗出而渴，状如风水，汗沾衣，色正黄如柏汁，脉自沉，何从得之？师曰：以汗出入水中浴，水从汗孔入得之。宜芪芍桂酒汤主之。

### 黄芪芍药桂枝苦酒汤方

黄芪五两　芍药三两　桂枝三两

上三味，以苦酒一升，水七升，相和，煮取三升，温服一升，当心烦，服至六七日乃解。若心烦不止者，以苦酒阻故也。

二十九、黄汗之病，两胫自冷；假令发热，此属历节。食已汗出，又身常暮卧盗汗出者，此劳气也。若汗出已反发热者，久久其身必甲错；发热不止者，必生恶疮。

若身重，汗出已辄轻者，久久必身瞤，瞤即胸中痛，又从腰以上必汗出，下无汗，腰坠弛痛，如有物在皮中状，剧者不能食，身疼重，烦躁，小便不利，此为黄汗，桂枝加黄芪汤主之。

**桂枝加黄芪汤方**

桂枝　芍药各三两　甘草二两　生姜三两　大枣十二枚　黄芪二两

上六味，以水八升，煮取三升，温服一升，须臾饮热稀粥一升余，以助药力，温服取微汗；若不汗，更服。

三十、师曰：寸口脉迟而涩，迟则为寒，涩为血不足。趺阳脉微而迟，微则为气，迟则为寒。寒气不足，则手足逆冷；手足逆冷，则营卫不利，营卫不利，则腹满肠鸣相逐；气转膀胱，营卫俱劳；阳气不通即身冷，阴气不通即骨疼；阳前通则恶寒，阴前通则痹不仁；阴阳相得，其气乃行，大气一转，其气乃散；实则失气，虚则遗溺，名曰气分。

三十一、气分，心下坚，大如盘，边如旋杯，水饮所作，桂枝去芍药加麻辛附子汤主之。

**桂枝去芍药加麻黄细辛附子汤方**

桂枝三两　生姜三两　甘草二两　大枣十二枚　麻黄　细辛各二两　附子一枚（炮）

上七味，以水七升，煮麻黄，去上沫，内诸药，煮取二升，分温三服，当汗出，如虫行皮中，即愈。

三十二、心下坚，大如盘，边如旋盘，水饮所作，枳术汤主之。

**枳术汤方**

枳实七枚　白术二两

上二味，以水五升，煮取三升，分温三服，腹中软即当散也。

**附方**

**《外台》防己黄芪汤**：治风水，脉浮为在表，其人或头汗出，表无他病，病者但下重，从腰以上为和，腰以下当肿及阴，难以屈伸。方见风湿中。

# 黄疸病脉证并治第十五

一、寸口脉浮而缓，浮则为风，缓则为痹。痹非中风，四肢苦烦，脾色必黄，瘀热以行。

二、趺阳脉紧而数，数则为热，热则消谷，紧则为寒，食即为满。尺脉浮为伤肾，趺阳脉紧为伤脾。风寒相搏，食谷即眩，谷气不消，胃中苦浊，浊气下流，小便不通，阴被其寒，热流膀胱，身体尽黄，名曰谷疸。

额上黑，微汗出，手足中热，薄暮即发，膀胱急，小便自利，名曰女劳疸；腹如水状不治。

心中懊侬而热，不能食，时欲吐，名曰酒疸。

三、阳明病，脉迟者，食难用饱，饱则发烦头眩，小便必难，此欲作谷疸。虽下之，腹满如故，所以然者，脉迟故也。

四、夫病酒黄疸，必小便不利，其候心中热，足下热，是其证也。

五、酒黄疸者，或无热，靖言了了，腹满欲吐。鼻燥；其脉浮者先吐之，沉弦者先下之。

六、酒疸，心中热，欲吐者，吐之愈。

七、酒疸下之，久久为黑疸，目青面黑，心中如噉蒜虀状，大便正黑，皮肤爪之不仁，其脉浮弱，虽黑微黄，故知之。

八、师曰：病黄疸，发热烦喘，胸满口燥者，以病发时火劫其汗，两热所得。然黄家所得，从湿得之。一身尽发热而黄，肚热，热在里，当下之。

九、脉沉，渴欲饮水，小便不利者，皆发黄。

十、腹满，舌痿黄，躁不得睡，属黄家。舌痿疑作身痿。

十一、黄疸之病，当以十八日为期，治之十日以上瘥，反剧者为难治。

十二、疸而渴者，其疸难治；疸而不渴者，其疸可治。发于阴部，其人必呕；阳部，其人振寒而发热也。

十三、谷疸之为病，寒热不食，食即头眩，心胸不安，久久发黄，为谷疸，茵陈蒿汤主之。

**茵陈蒿汤方**

茵陈蒿六两　栀子十四枚　大黄二两

上三味，以水一斗，先煮茵陈，减六升，内二味，煮取三升，去滓，分温三服。小便当利，尿如皂角汁状，色正赤。一宿腹减，黄从小便去也。

十四、黄家日晡所发热，而反恶寒，此为女劳得之；膀胱急，少腹满，身尽黄，额上黑，足下热，因作黑疸，其腹胀如水状，大便必黑，时溏，此女劳之病，非水也。腹满者难治。硝石矾石散主之。

**硝石矾石散方**

硝石　矾石（烧）等分

上二味，为散，以大麦粥汁和服方寸匕，日三服。病随大小便去，小便正黄，大便正黑，是候也。

十五、酒黄疸，心中懊憹或热痛，栀子大黄汤主之。

**栀子大黄汤方**

栀子十四枚　大黄一两　枳实五枚　香豉一升

上四味，以水六升，煮取二升，分温三服。

十六、诸病黄家，但利其小便；假令脉浮，当以汗解之，宜桂枝加黄芪汤主之，方见水气病中。

十七、诸黄，猪膏发煎主之。

**猪膏发煎方**

猪膏半斤　乱发如鸡子大三枚

上二味，和膏中煎之，发消药成，分再服。病从小便出。

十八、黄疸病，茵陈五苓散主之。

**茵陈五苓散方**

茵陈蒿末十分　五苓散五分　方见痰饮中。

上二物和，先食饮方寸匕，日三服。

十九、黄疸腹满，小便不利而赤，自汗出，此为表和里实，当下之，宜大黄硝石汤。

**大黄硝石汤方**

大黄　黄柏　硝石各四两　栀子十五枚

上四味，以水六升，煮取二升，去滓，内硝，更煮取一升，顿服。

二十、黄疸病，小便色不变，欲自利，腹满而喘，不可除热，除热必哕。哕者，小半夏汤主之。方见痰饮中。

二十一、诸黄，腹痛而呕者，宜柴胡汤。

二十二、男子黄，小便自利，当与虚劳小建中汤。方见虚劳中。

**附方**

**瓜蒂散**：治诸黄。

**《千金》麻黄醇酒汤**：治黄疸。

麻黄三两

上二味，以美清酒五升，煮取二升半，顿服尽。冬月用酒，春月用水煮之（此方现已不用）。

## 惊悸吐衄下血胸满瘀血病脉证并治第十六

一、寸口脉动而弱，动即为惊，弱则为悸。

二、师曰：尺脉浮，目睛晕黄，衄未止。晕黄去，目睛慧了，知衄今止。

三、又曰：从春至夏衄者太阳，从秋至冬衄者阳明。

四、衄家不可汗，汗出必额上陷脉紧急，直视不能眴，不得眠。

五、病人面无血色，无寒热。脉沉弦者，衄。

浮弱，手按之绝者，下血；烦咳者，必吐血。

六、夫吐血，咳逆上气，其脉数而有热，不得卧者，死。

七、夫酒客咳者，必致吐血，此因极饮过度所致也。

八、寸口脉弦而大，弦则为减，大则为芤，减则为寒，芤则为虚，寒虚相搏，此名曰革，妇人则半产漏下，男子则亡血。

九、亡血不可发其表，汗出即寒栗而振。

十、病人胸满，唇痿舌青，口燥，但欲漱水不欲咽，无寒热，脉微大来迟，腹不满，其人言我满，为有瘀血。

十一、病者如热状，烦满，口干燥而渴，其脉反无热，此为阴伏，是瘀血也，当下之。

十二、火邪者，桂枝去芍药加蜀漆牡蛎龙骨救逆汤主之。

**桂枝救逆汤方**

桂枝三两（去皮）　甘草二两（炙）　生姜三两　牡蛎五两（熬）　龙骨四两　大枣十二枚　蜀漆三两（洗去腥）

上为末，以水一斗二升，先煮蜀漆。减二升，内诸药，煮取三升，去滓，温服一升。

十三、心下悸者，半夏麻黄丸主之。

**半夏麻黄丸方**

半夏　麻黄等分

上二味，末之，炼蜜和丸小豆大，饮服三丸，日三服。

十四、吐血不止者，柏叶汤主之。

**柏叶汤方**

柏叶　干姜各三两　艾三把

上三味，以水五升，取马通汁一升，合煮取一升，分温再服。

十五、下血，先便后血，此远血也，黄土汤

主之。

**黄土汤方**

甘草　干地黄　白术　附子（炮）　阿胶　黄芩各三两　灶中黄土半斤

上七味，以水八升，煮取三升，分温二服。

十六、下血，先血后便，此近血也，赤小豆当归散主之。方见狐䘌中。

十七、心气不足，吐血、衄血，泻心汤主之。

**泻心汤方**

亦治霍乱大黄二两　黄连　黄芩各一两

上三味，以水三升，煮取一升，顿服之。

# 呕吐哕下利病脉证治第十七

一、夫呕家有痈脓，不可治呕，脓尽自愈。

二、先呕却渴者，此为欲解。先渴却呕者，为水停心下，此属饮家。

呕家本渴，今反不渴者，以心下有支饮故也，此属支饮。

三、问曰：病人脉数，数为热，当消谷引食，而反吐者，何也？师曰：以发其汗，令阳微，膈气虚，脉乃数，数为客热，不能消谷，胃中虚冷故也。

脉弦者，虚也，胃气无余，朝食暮吐，变为胃反。寒在于上，医反下之，今脉反弦，故名曰虚。

四、寸口脉微而数，微则无气，无气则营虚，营虚则血不足，血不足则胸中冷。

五、趺阳脉浮而涩，浮则为虚，涩则伤脾，脾伤则不磨，朝食暮吐，暮食朝吐，宿谷不化，名曰胃反。脉紧而涩，其病难治。

六、病人欲吐者，不可下之。

七、哕而腹满，视其前后，知何部不利，利之即愈。

八、呕而胸满者，茱萸汤主之。

**茱萸汤方**

吴茱萸一升　人参三两　生姜六两　大枣十二枚

上四味，以水五升，煮取三升，温服七合，日三服。

九、干呕，吐涎沫，头痛者，茱萸汤主之。

十、呕而肠鸣，心下痞者，半夏泻心汤主之。

**半夏泻心汤方**

半夏半升（洗）　黄芩三两　干姜三两　人参三两　黄连一两　大枣十二枚　甘草（炙）二两

上七味，以水一斗，煮取六升，去滓，再煮取三升，温服一升，日三服。

十一、干呕而利者，黄芩加半夏生姜汤主之。

**黄芩加半夏生姜汤方**

黄芩三两　甘草二两（炙）　芍药二两　半夏半升　生姜三两　大枣十二枚

上六味，以水一斗，煮取三升，去滓，温服一升，日再夜一服。

十二、诸呕吐，谷不得下者，小半夏汤主之。

十三、呕吐而病在膈上，后思水者，解，急与之。思水者，猪苓散主之。

**猪苓散方**

猪苓　茯苓　白术各等分

上三味，杵为散，饮服方寸匕，日三服。

十四、呕而脉弱，小便复利，身有微热，见厥者，难治，四逆汤主之。

**四逆汤方**

附子（生用）一枚　干姜一两半　甘草二两（炙）

上三味，以水三升，煮取一升二合，去滓，分温再服。强人可大附子一枚，干姜三两。

十五、呕而发热者，小柴胡汤主之。

**小柴胡汤方**

柴胡半斤　黄芩三两　人参三两　甘草三两　半夏半斤　生姜三两　大枣十二枚

上七味，以水一斗二升，煮取六升，去滓，再煎取三升，温服一升，日三服。

十六、胃反呕吐者，大半夏汤主之。《千金》云：“治胃反不受，食入即吐。”《外台》云：“治呕食，心下痞鞕者。”

**大半夏汤方**

半夏二升（洗，完用）　人参三两　白蜜一升

上三味，以水一斗二升，和蜜扬之二百四十遍，

煮药，取二升半，温服一升，余再分服。

十七、食已即吐者，大黄甘草汤主之。《外台》方又治吐水。

**大黄甘草汤方**

大黄四两　甘草一两

上二味，以水三升，煮取一升，分温再服。

十八、胃反，吐而渴欲饮水者，茯苓泽泻汤主之。

**茯苓泽泻汤方**

茯苓半斤　泽泻四两　甘草二两　桂枝二两　白术三两　生姜四两

上六味，以水一斗，煮取三升，内泽泻，再煮取二升半，温服八合，日三服。

十九、吐后，渴欲得水而贪饮者，文蛤汤主之。兼主微风、脉紧、头痛。

**文蛤汤方**

文蛤五两　麻黄　甘草　生姜各三两　石膏五两　杏仁五十枚　大枣十二枚

上七味，以水六升，煮取二升，温服一升，汗出即愈。

二十、干呕、吐逆、吐涎沫，半夏干姜散主之。

**半夏干姜散方**

半夏　干姜各等分

上二味，杵为散，取方寸匕，浆水一升半，煮取七合，顿服之。

二十一、病人胸中似喘不喘，似呕不呕，似哕不哕，彻心中愦愦然无奈者，生姜半夏汤主之。

**生姜半夏汤方**

半夏半升　生姜汁一升

上二味，以水三升，煮半夏取二升，内生姜汁，煮取一升半，小冷，分四服，日三夜一服。止，停后服。

二十二、干呕、哕，若手足厥者，橘皮汤主之。

**橘皮汤方**

橘皮四两　生姜半斤

上二味，以水七升，煮取三升，温服一升，下咽即愈。

二十三、哕逆者，橘皮竹茹汤主之。

**橘皮竹茹汤方**

橘皮二斤　竹茹二斤　人参一两　甘草五两　生姜半斤　大枣三十枚

上六味，以水一斗，煮取三升，温服一升，日三服。

二十四、夫六腑气绝于外者，手足寒，上气，脚缩；五脏气绝于内者，利不禁，下甚者，手足不仁。

二十五、下利脉沉弦者，下重；脉大者，为未止；脉微弱数者，为欲自止，虽发热不死。

二十六、下利手足厥冷，无脉者，灸之不温；若脉不还，反微喘者，死。少阴负趺阳者，为顺也。

二十七、下利有微热而渴，脉弱者，今自愈。

二十八、下利脉数，有微热，汗出，今自愈；设脉紧为未解。

二十九、下利脉数而渴者，今自愈；设不瘥，必圊脓血，以有热故也。

三十、下利脉反弦，发热身汗者，自愈。

三十一、下利气者，当利其小便。

三十二、下利，寸脉反浮数，尺中自涩者。必圊脓血。

三十三、下利清谷，不可攻其表，汗出必胀满。

三十四、下利脉沉而迟，其人面少赤，身有微热，下利清谷者，必郁冒汗出而解，病人必微厥。所以然者，其面戴阳，下虚故也。

三十五、下利后脉绝，手足厥冷，瘀时脉还，手足温者生，脉不还者死。

三十六、下利腹胀满，身体疼痛者，先温其里，乃攻其表，温里宜四逆汤，攻表宜桂枝汤。

**桂枝汤方**

桂枝三两（去皮）　芍药三两　甘草二两（炙）　生姜三两　大枣十二枚

上五味，㕮咀，以水七升，微火煮取三升，去滓，适寒温服一升，服已须臾啜稀粥一升，以助药力，温覆令一时许，遍身漐漐微似有汗者，益佳，不可令如水淋漓。若一服汗出病瘥，停后服。

三十七、下利三部脉皆平，按之心下坚者，急下之，宜大承气汤。

三十八、下利脉迟而滑者，实也，利未欲止，急下之，宜大承气汤。

三十九、下利脉反滑者，当有所去，下乃愈，宜大承气汤。

四十、下利已瘥，至其年月日时复发者，以病不尽故也，当下之，宜大承气汤。

四十一、下利谵语者，有燥屎也，小承气汤主之。

**小承气汤方**

大黄四两　厚朴三两（炙）　枳实大者三枚（炙）

上三味，以水四升，煮取一升二合，去滓，分温二服，得利则止。

四十二、下利便脓血者，桃花汤主之。

**桃花汤方**

赤石脂一升（一半锉，一半筛末）　干姜一两　粳米一升

上三味，以水七升，煮米令熟，去滓，温服七合，内赤石脂末方寸匕，日三服；若一服愈，余勿服。

四十三、热利下重者，白头翁汤主之。

**白头翁汤方**

白头翁二两　黄连　黄柏　秦皮各三两

上四味，以水七升，煮取二升，去滓，温服一升；不愈更服。

四十四、下利后更烦，按之心下濡者，为虚烦也，栀子豉汤主之。

**栀子豉汤方**

栀子十四枚　香豉四合（绵裹）

上二味，以水四升，先煮栀子，得二升半，内豉，煮取一升半，去滓，分二服，温进一服，得吐则止。

四十五、下利清谷，里寒外热，汗出而厥者，通脉四逆汤主之。

**通脉四逆汤方**

附子大者一枚（生用）　干姜三两（强人可四两）　甘草二两（炙）

上三味，以水三升，煮取一升二合，去滓，分温再服。

四十六、下利肺痛，紫参汤主之（“肺”疑为“腹”）。

**紫参汤方**

紫参半斤　甘草三两

上二味，以水五升，先煮紫参，取二升，内甘草，煮取一升半，分温三服。

四十七、气利，诃梨勒散主之。

**诃梨勒散方**

诃梨勒十枚（煨）

上一味，为散，粥饮和，顿服（疑非仲景方）。

**附方**

**《千金翼》小承气汤**：治大便不通，哕数谵语。方见上。

**《外台》黄芩汤**：治干呕下利。

黄芩　人参　干姜各二两（“二两”，有本作

“三两”） 桂枝一两 大枣十二枚 半夏半升

上六味，以水七升，煮取三升，温分三服。

## 疮痈肠痈浸淫病脉证并治第十八

一、诸浮数脉，应当发热，而反洒淅恶寒，若有痛处，当发其痈。

二、师曰：诸痈肿，欲知有脓无脓，以手掩肿上，热者为有脓，不热者为无脓。

三、肠痈之为病，其身甲错，腹皮急，按之濡，如肿状，腹无积聚。身无热，脉数，此为肠内有痈脓，薏苡附子败酱散主之。

**薏苡附子败酱散方**

薏苡仁十分　附子二分　败酱五分

上三味，杵为末，取方寸匕，以水二升，煎减半顿服，小便当下。

四、肠痈者，小腹肿痞，按之即痛如淋，小便自调，时时发热，自汗出，复恶寒，其脉迟紧者，脓未成，可下之，当有血。脉洪数者，脓已成，不可下也。大黄牡丹汤主之。

**大黄牡丹汤方**

大黄四两　牡丹一两　桃仁五十个　瓜子半升　芒硝三合

上五味，以水六升，煮取一升，去滓，内芒硝，再煎沸，顿服之，有脓当下；如无脓，当下血。

五、问曰：寸口脉浮微而涩，法当亡血，若汗出，设不汗者云何？答曰：若身有疮，被刀斧所伤，亡血故也。

六、病金疮，王不留行散主之。

**王不留行散方**

王不留行十分（八月八日采）　蒴藋　细叶十分（七月七日采）　桑东南根白皮十分（三月三日采）　甘草十八分　川椒三分（除目及闭口，去汗）　黄芩二分　干姜二分　厚朴二分　芍药二分上九味，桑根皮以上三味烧灰存性，勿令灰过，各别杵筛，合治之为散，服方寸匕，小疮即粉之，大疮但服之，产后亦可服。如风寒，桑东根勿取之。前三物皆阴干百日。

**排脓散方**

枳实十六枚　芍药六分　桔梗二分

上三味，杵为散，取鸡子黄一枚，以药散与鸡黄相等，揉和令相得，饮和服之，日一服。

**排脓汤方**

甘草二两　桔梗三两　生姜一两　大枣十枚

上四味，以水三升，煮取一升，温服五合，日再服。

七、浸淫疮，从口流向四肢者，可治；从四肢流来入口者，不可治。

八、浸淫疮，黄连粉主之（方未见）。

# 趺蹶手指臂肿转筋阴狐疝虫病脉证治第十九

一、师曰：病趺蹶，其人但能前，不能却，刺踹入二寸，此太阳经伤也。

二、病人常以手指臂肿动，此人身体瞤瞤者，藜芦甘草汤主之。

**藜芦甘草汤方**：方未见。

三、转筋之为病，其人臂脚直，脉上下行，微弦。转筋入腹者，鸡屎白散主之。

**鸡屎白散方**

鸡屎白

上一味，为散，取方寸匕，以水六合，和，温服。

四、阴狐疝气者，偏有小大，时时上下，蜘蛛散主之。

**蜘蛛散方**

蜘蛛十四枚（熬焦）　桂枝半两

上二味，为散，取八分一匕，饮和服，日再服。蜜丸亦可。

五、问曰：病腹痛有虫，其脉何以别之？师曰：

腹中痛，其脉当沉若弦，反洪大，故有蛔虫。

六、蛔虫之为病，令人吐涎心痛，发作有时，毒药不止，甘草粉蜜汤主之。

**甘草粉蜜汤方**

甘草二两　粉一两　蜜四两

上三味，以水三升，先煮甘草，取二升，去滓，内粉、蜜，搅令和，煎如薄粥。温服一升，瘥即止。

七、蛔厥者，当吐蛔，令病者静而复时烦，此为脏寒，蛔上入膈，故烦，须臾复止，得食而呕又烦者，蛔闻食臭出，其人常自吐蛔。

八、蛔厥者，乌梅丸主之。

**乌梅丸方**

乌梅三百个　细辛六两（炮）　黄连一斤　当归四两　黄柏六两　桂枝六两　人参六两　干姜十两　川椒四两（去汗）　附子六两（炮）

上十味，异捣筛，合治之，以苦酒渍乌梅一宿，去核，蒸之五升米下，饭熟捣成泥，和药令相得，内臼中，与蜜杵二千下，丸如梧子大，先食饮服十丸，日三服，稍加至二十丸。禁生冷滑臭等食。

# 妇人妊娠病脉证并治第二十

一、师曰：妇人得平脉，阴脉小弱，其人渴，不能食，无寒热，名妊娠，桂枝汤主之，方见下利中。

于法六十日当有此证，设有医治逆者，却一月加吐下者，则绝之。

二、妇人宿有癥病，经断未及三月，而得漏下不止，胎动在脐上者，为癥痼害。妊娠六月动者，前三月经水利时，胎也。下血者，后断三月衃也。

所以血不止者，其癥不去故也，当下其癥，桂枝茯苓丸主之。

**桂枝茯苓丸方**

桂枝　茯苓　牡丹（去心）　芍药　桃仁（去皮尖，熬）各等分

上五味，末之，炼蜜和丸，如兔屎大，每日食前服一丸。不知，加至三丸。

三、妇人怀娠六七月，脉弦发热，其胎愈胀，腹痛恶寒者，少腹如扇，所以然者，子脏开故也，当以附子汤温其脏（方未见）。

四、师曰：妇人有漏下者，有半产后因续下血

都不绝者，有妊娠下血者，假令妊娠腹中痛，为胞阻，胶艾汤主之。

**胶艾汤方**

一方加干姜一两。胡氏治妇人胞动，无干姜。

川芎　阿胶　甘草各二两　艾叶　当归各三两　芍药四两　干地黄四两

上七味，以水五升，清酒三升，合煮取三升，去滓，内胶，令消尽，温服一升，日三服。不瘥，更作。

五、妇人怀娠，腹中㽲痛，当归芍药散主之。

**当归芍药散方**

当归三两　芍药一斤　川芎半斤　茯苓四两　泽泻半斤　白术四两

上六味，杵为散，取方寸匕，酒和，日三服。

六、妊娠呕吐不止，干姜人参半夏丸主之。

**干姜人参半夏丸方**

干姜　人参各一两　半夏二两

上三味，末之，以生姜汁糊为丸；如梧桐子大，饮服十丸，日三服。

七、妊娠，小便难，饮食如故，当归贝母苦参丸主之。

## 当归贝母苦参丸方

当归　贝母　苦参各四两

上三味，末之，炼蜜丸如小豆大，饮服三丸，加至十丸。

八、妊娠有水气，身重，小便不利，洒淅恶寒，起即头眩，葵子茯苓散主之。

## 葵子茯苓散方

葵子一升　茯苓三两

上二味，杵为散，饮服方寸匕，日三服，小便利则愈。

九、妇人妊娠，宜常服当归散主之。

**当归散方**

当归　黄芩　芍药　川芎各一斤　白术半斤

上五味，杵为散，酒饮服方寸匕，日再服。妊娠常服即易产，胎无疾苦，产后百病悉主之。

十、妊娠养胎，白术散主之。

**白术散方**：见《外台》

白术四分　川芎四分　蜀椒三分（去汗）　牡蛎二分

上四味，杵为散，酒服一钱匕，日三服，夜一服。但苦痛，加芍药；心下毒痛，倍加川芎；心烦吐痛，不能食饮，加细辛一两，半夏大者二十枚，服之后，更以醋浆水服之。若呕，以醋浆水服之；复不解者，小麦汁服之。已后渴者，大麦粥服之。病虽愈，服之勿置。

十一、妇人伤胎，怀身腹满，不得小便，从腰以下重，如有水气状，怀身七月，太阴当养不养，此心气实，当刺泻劳宫及关元，小便微利则愈。

# 妇人产后病脉证治第二十一

一、问曰：新产妇人有三病，一者病痉，二者病郁冒，三者大便难，何谓也？师曰：新产血虚，多汗出，喜中风，故令病痉；亡血复汗，寒多，故令郁冒；亡津液，胃燥，故大便难。

二、产妇郁冒，其脉微弱，呕不能食，大便反坚，但头汗出。所以然者，血虚而厥，厥而必冒。冒家欲解，必大汗出。以血虚下厥，孤阳上出，故头汗出。所以产妇喜汗出者，亡阴血虚，阳气独盛，故当汗出，阴阳乃复。大便坚，呕不能食，小柴胡汤主之。

三、病解能食，七八日更发热者，此为胃实，大承气汤主之。产后腹中㽲痛，当归生姜羊肉汤主之；并治腹中寒疝，虚劳不足。

四、产后腹痛，烦满不得卧，枳实芍药散主之。

**枳实芍药散方**

枳实（烧令黑，勿太过）　芍药等分

上二味，杵为散，服方寸匕，日三服，并主痈脓，以麦粥下之。

六、师曰：产妇腹痛，法当以枳实芍药散，假令不愈者，此为腹中有干血著脐下，宜下瘀血汤主之；亦主经水不利。

**下瘀血汤方**

大黄三两　桃仁二十枚　䗪虫二十枚（熬，去足）

上三味，末之，炼蜜和为四丸，以酒一升，煎一丸，取八合顿服之，新血下如豚肝。

七、产后七八日，无太阳证，少腹坚痛，此恶露不尽；不大便，烦躁发热，切脉微实，再倍发热，日晡时烦躁者，不食，食则谵语，至夜即愈，宜大承气汤主之。热在里，结在膀胱也。

八、产后风缓续数十日不解，头微痛，恶寒，时时有热，心下闷，干呕，汗出，虽久，阳旦证续在耳，可与阳旦汤（即桂枝汤，方见下利中）。

九、产后中风，发热，面正赤，喘而头痛，竹叶汤主之。

**竹叶汤方**

竹叶一把　葛根三两　防风　桔梗　桂枝　人参　甘草各一两　附子一枚（炮）　大枣十五枚　生姜五两

上十味，以水一斗，煮取二升半，分温三服，温覆使汗出。颈项强，用大附子一枚，破之如豆大，煎药扬去沫。呕者，加半夏半升洗。

十、妇人乳中虚，烦乱呕逆，安中益气，竹皮大丸主之。

**竹皮大丸方**

生竹茹二分　石膏二分　桂枝一分　甘草七分　白薇一分

上五味，末之，枣肉和丸弹子大，以饮服一丸，日三夜二服。有热者倍白薇，烦喘者加柏实一分。

十一、产后下利虚极，白头翁加甘草阿胶汤主之。

**白头翁加甘草阿胶汤方**

白头翁　甘草　阿胶各二两　秦皮　黄连　柏

皮各三两

上六味，以水七升，煮取二升半，内胶令消尽，分温三服。

**附方**

**《千金》三物黄芩汤**：治妇人在草蓐，自发露得风，四肢苦烦热，头痛者与小柴胡汤；头不痛但烦者，此汤主之。

黄芩一两　苦参二两　干地黄四两

上三味，以水八升，煮取二升，温服一升，多吐下虫。

**《千金》内补当归建中汤**：治妇人产后虚羸不

足，腹中刺痛不止，吸吸少气，或苦少腹中急，摩痛引腰背，不能食饮。产后一月，日得服四五剂为善，令人强壮宜。

当归四两　桂枝三两　芍药六两　生姜三两　甘草二两　大枣十二枚

上六味，以水一斗，煮取三升，分温三服，一日令尽。若大虚，加饴糖六两，汤成内之，于火上暖令饴消。若去血过多，崩伤内衄不止，加地黄六两，阿胶二两，合八味，汤成内阿胶。若无当归，以川芎代之，若无生姜，以干姜代之。

# 妇人杂病脉证并治第二十二

一、妇人中风，七八日续来寒热，发作有时，经水适断，此为热入血室，其血必结，故使如疟状，发作有时，小柴胡汤主之。

二、妇人伤寒发热，经水适来，昼日明了，暮则谵语，如有所见者，此为热入血室，治之无犯胃气及上二焦，必自愈。

三、妇人中风，发热恶寒，经水适来，得之七八日，热除脉迟，身凉，胸胁满，如结胸状，谵语者，此为热入血室也，当刺期门，随其实而取之。

四、阳明病，下血谵语者，此为热入血室，但头汗出，当刺期门，随其实而泻之，濈然汗者则愈。

五、妇人咽中如有炙脔，半夏厚朴汤主之。

**半夏厚朴汤方**

半夏一升　厚朴三两　茯苓四两　生姜五两　干苏叶二两

上五味，以水七升，煮取四升，分温四服，日三夜一服。

六、妇人脏躁，喜悲伤欲哭，有如非己所作，数欠伸，甘麦大枣汤主之。

**甘麦大枣汤方**

甘草三两　小麦一升　大枣十枚

上三味，以水六升，煮取三升，温分三服。亦补脾气。

七、妇人吐涎沫，医反下之，心下即痞，当先治其吐涎沫，小青龙汤主之；涎沫止，乃治痞，泻心汤主之。

八、妇人之病，因虚、积冷、结气，为诸经水断绝，至有历年，血寒积结，胞门寒伤。经络凝坚。

在上呕吐涎唾，久成肺痈，形体损分。在中盘结，绕脐寒疝；或两胁疼痛，与脏相连；或结热中，痛在关元，脉数无疮，肌若鱼鳞，时着男子，非止女身。在下未多，经候不匀，令阴掣痛，少腹恶寒；或引腰脊，下根气街，气冲急痛，膝胫疼烦；奄忽眩冒，状如厥癫；或有忧惨，悲伤多嗔，此皆带下，各有病因。

久则羸瘦，脉虚多寒，三十六病，千变万端；审脉阴阳，虚实紧弦；行其针药，治危得安；其虽同病，脉各异源；子当辨记，勿谓不然。

九、问曰：妇人年五十所，病下利数十日不止；暮即发热，少腹里急，腹满，手掌烦热，唇口干燥，何也？师曰：此病属带下。何以故？曾经半产，瘀血在少腹不去。何以知之？其证唇口干燥，故知之。当以温经汤主之。

**温经汤方**

吴茱萸三两　当归　芎䓖　芍药　人参　桂枝　阿胶　牡丹皮（去心）　生姜　甘草各二两　半夏半升　麦门冬一升（去心）

上十二味，以水一斗，煮取三升，分温三服。亦主妇人少腹寒，久不受胎；兼取崩中去血，或月水来过多，及至期不来。

十、带下经水不利，少腹满痛，经一月再见者，土瓜根散主之。

**土瓜根散方**

土瓜根　芍药　桂枝　䗪虫各三两

上四味，杵为散，酒服方寸匕，日三服。阴癫肿亦主之。

十一、寸口脉弦而大，弦则为减，大则为芤，减则为寒，芤则为虚，虚寒相搏，此名曰革，妇人则半产漏下，旋覆花汤主之。

**旋覆花汤方**

旋覆花三两　葱十四茎　新绛少许。

上三味，以水三升，煮取一升，顿服之。

十二、妇人陷经漏下黑不解，胶姜汤主之。

十三、妇人少腹满如敦状，小便微难而不渴，生后者，此为水与血俱结在血室也，大黄甘遂汤主之。

**大黄甘遂汤方**

大黄四两　甘遂二两　阿胶二两

上三味，以水三升，煮取一升，顿服之，其血当下。

十四、妇人经水不利下，抵当汤主之。亦男子膀胱满急治有瘀血者。

**抵当汤方**

水蛭三十个（熬）　虻虫三十枚（熬，去翅

足）　桃仁二十个（去皮尖）　大黄三两（酒浸）

上四味，为末，以水五升，煮取三升，去滓，温服一升。

十五、妇人经水闭不利，脏坚癖不止，中有干血，下白物，矾石丸主之。

**矾石丸方**

矾石三分（烧）　杏仁一分

上二味，末之，炼蜜和丸枣核大，内脏中，剧者再内之。

十六、妇人六十二种风，及腹中血气刺痛，红蓝花酒主之。

**红蓝花酒方**　（疑非仲景方）

红蓝花一两

上一味，以酒一大升，煎减半，顿服一半，未止再服。

十七、妇人腹中诸疾痛，当归芍药散主之。当归芍药散方：见前妊娠中。

十八、妇人腹中痛，小建中汤主之。

十九、问曰：妇人病饮食如故，烦热不得卧，而反倚息者，何也？师曰：此名转胞不得溺也，以胞系了戾，故致此病，但利小便则愈，宜肾气丸主之。

**肾气丸方**

干地黄八两　薯蓣四两　山茱萸四两　泽泻三两　茯苓三两　牡丹皮三两　桂枝　附子（炮）各一两

上八味，末之。炼蜜和丸梧子大，酒下十五丸，加至二十五丸，日再服。

二十、妇人阴寒，温阴中坐药，蛇床子散主之。

**蛇床子散方**

蛇床子仁

上一味，末之，以白粉少许，和令相得，如枣大，绵裹内之，自然温。

二十一、少阴脉滑而数者，阴中即生疮，阴中蚀疮烂者，狼牙汤洗之。

**狼牙汤方**

狼牙三两

上一味，以水四升，煮取半升，以绵缠筯如茧，浸汤沥阴中，日四遍。

二十二、胃气下泄，阴吹而正喧，此谷气之实也，膏发煎导之。

**小儿疳虫蚀齿方**

雄黄　葶苈

上二味，末之，取腊月猪脂熔，以槐枝绵裹头四五枚，点药烙之。

# 杂疗方第二十三

退五脏虚热（四时加减柴胡饮子方），冬三月加柴胡八分　白术八分　陈皮五分　大腹槟榔四枚（并皮子用），生姜五分　桔梗七分　春三月加枳实，减白术共六味　夏三月加生姜三分，枳实五分，甘草三分，共八味，秋三月加陈皮三分，共六味，上各㕮咀，分为三贴，一贴以水三升，煮取二升，分温三服，如人行四五里，进一服。如四体壅，添甘草少许，每贴分作三小贴，每小贴以水一升，煮取七合，温服，再合滓为一服，重煮，都成四服。

### 长服诃梨勒丸方

诃梨勒　陈皮　厚朴各三两　上三味，末之，炼蜜丸如梧子大，酒饮服二十丸，加至三十丸。

### 三物备急丸方

大黄一两　干姜一两　巴豆一两去皮心，熬，外研如脂右药各须精新，先捣大黄、干姜为末，研巴豆内中合治一千杵，用为散，蜜和丸亦佳，密器中贮之，莫令歇。主心腹诸卒暴百病，若中恶客忤，心腹胀满，卒痛如锥刺，气急口噤，停尸卒死者，以暖水若酒，服大豆许三四丸，或不下，捧头起，灌令下咽，须臾当瘥。如未瘥，更与三丸，当腹中鸣，即吐下便瘥。若口噤，亦须折齿灌之。

**治伤寒令愈不复（紫石寒食散）方**

紫石英　白石英　赤石脂　钟乳（碓炼）　栝楼根　防风　桔梗　文蛤　鬼臼各十分　太一余粮十分（烧）　干姜　附子（炮，去皮）　桂枝（去皮）各四分，上十三味，杵为散，酒服方寸匕。

**救卒死方**

薤捣汁灌鼻中，又方：雄鸡冠割取血，管吹内鼻中。猪脂如鸡子大，苦酒一升，煮沸灌喉中，鸡肝及血涂面上，以灰围四旁，立起。大豆二十七粒，以鸡子白并酒和，尽以吞之。

**救卒死而目热者方**

矾石半斤，以水一斗半煮消，以渍脚令没踝。

**救卒死而目闭者方**

骑牛临面，捣薤汁灌耳中，吹皂荚末鼻中，立效。

**救卒死而张口反折者方**

灸手足两爪后十四壮了，饮以五毒诸膏散。

**救卒死而四肢不收失便者方**

马屎一升　水三斗　煮取二斗　以洗之又取牛洞稀粪也，一升温酒灌口中，灸心下一寸，脐上三寸、脐下四寸各一百壮，瘥。

**救小儿卒死而吐利不知是何病方**

狗屎一丸，绞取汁以灌之。无湿者，水煮干者取汁。

**治尸蹶方**

尸蹶脉动而无气，气闭不通，故静而死也。治方：菖蒲屑，内鼻两孔中吹之，令人以桂屑着舌下。又方：剔取左角发方寸烧末，酒和，灌令入喉，立起。

救卒死，客杵死，（还魂汤）主之方：麻黄三两（去节，一方四两） 杏仁（去皮尖）七十个 甘草一两（炙）　上三味，以水八升，煮取三升，去滓，分令咽之，通治诸感忤。又方：

韭根一把　乌梅二十七个　吴茱萸半升（炒）　上三味，以水一斗煮之，以病人栉内中，三沸，栉浮者生；沉者死。煮取三升，去滓分饮之。

**救自缢死方**

救自缢死，旦至暮，虽已冷，必可治；暮至旦，小难也。恐此当言阴气盛故也，然夏时夜短于昼，又热，犹应可治。又云：心下若微温者，一日以上，犹可治之。方：徐徐抱解，不得截绳，上下安被卧之。一人以脚踏其两肩，手少挽其发，常弦弦勿纵之。一人以手按据胸上，数动之；一人摩捋臂胫屈伸之，若已僵，但渐渐强屈之，并按其腹。如此一炊顷，气从口出，呼吸眼开而犹引按莫置，亦勿苦劳之。须臾，可少桂汤及粥清含与之，令濡喉，渐渐能咽，乃稍止。若向令两人以管吹其两耳，扳好。此法最善，无不活者。

**疗中暍方**

凡中暍死，不可使得冷，得冷便死，疗之方：屈草带，绕暍人脐，使三两人溺其中，令温。亦可用热泥和屈草，亦可扣瓦椀底，按及车缸，以着暍人，取令溺，须得流去，此谓道路穷，卒无汤，当令溺其中，欲使多人溺，取令温。若有汤便可与之，不可泥及车缸，恐此物冷，暍既在夏月，得热泥土，暖车缸，亦可用也。

**救溺死方**

取灶中灰两石余，以埋人，从头至足。水出七孔，即活。右疗自缢、溺、耙之法，并出自张仲景为之，其意殊绝，殆非常情所及，本草所能关，实救人之大术矣。伤寒家数有耙病，非此遇热之耙，见《外台》《肘后》目。

**治马坠及一切筋骨损方**

见《肘后方》　大黄一两（切浸汤成下）　绯

帛（如手大烧灰）　乱发（如鸡子大烧灰用）　久用炊单布一尺烧灰　败蒲一握三寸　桃仁四十九个，去皮尖熬　甘草如中指节（炙）　剉上七味，以童子小便量多少煎汤成，内酒一大盏，次下大黄，去滓，分温三服。先剉败蒲席半领，煎汤浴，衣被盖覆，斯须通利数行，痛楚立瘥，利及浴水赤，勿怪，即瘀血也。

# 禽兽鱼虫禁忌并治第二十四

凡饮食滋味，以养于生，食之有妨，反能为害。自非服药炼液，焉能不饮食乎？切见时人，不闲调摄，疾疢竞起，若不因食而生，苟全其生，须知切忌者矣，所食之味，有与病相宜，有与身相害，若得宜则益体，害则成疾，以此致危，例皆难疗。凡煮药饮汁以解毒者，虽云救急，不可热饮，诸毒病得热更甚，宜冷饮之。肝病禁辛，心病禁咸，脾病禁酸，肺病禁苦，肾病禁甘。春不食肝，夏不食心，秋不食肺，冬不食肾，四季不食脾。辩曰：春不食肝者，为肝气王，脾气败，若食肝，则又补肝，脾气败尤甚，不可救。又肝王之时，不可以死气入肝，恐伤魂也。若非王时即虚，以肝补之佳，余脏准此。

凡肝脏，自不可轻啖，自死者弥甚。凡心皆为神识所舍，勿食之，使人来生复其报对矣。

凡肉及肝，落地不着尘土者，不可食之。猪肉落水浮者，不可食。诸肉及鱼，若狗不食，鸟不啄者，不可食。

诸肉不干，火炙不动，见水自动者，不可食之。肉中有如米点者，不可食之。六畜肉热血不断者，不可食之。父母及身本命肉，食之，令人神魂不安。食肥肉及热羹，不得饮冷水。诸五脏及鱼，投地尘土不污者，不可食之。

秽饭、馁肉、臭鱼，食之皆伤人。自死肉，口闭者，不可食之。

六畜自死，皆疫死，则有毒，不可食之。兽自死，北首及伏地者，食之杀人。食生肉，饱饮乳，变成白虫；一作血蛊。疫死牛肉，食之令病洞下，亦致坚积，宜利药下之。脯藏米瓮中，有毒，及经夏食之，发肾病。

**治（食）自死六畜肉中毒方**

黄柏屑，捣服方寸匕。

**治食郁肉漏脯中毒方**

郁肉，密器盖之，隔宿者是也。漏脯，茅屋漏下，沾着者是也。烧犬屎，酒服方寸匕，每服人乳汁亦良。饮生韭汁三升，亦得。

**治黍米中藏干脯，食之中毒方**

大豆浓煮汁，饮数升即解。亦治诸（“诸”原作“狸”）肉漏脯等毒。

**治食生肉中毒方**

掘地深三尺，取其下土三升，以水五升煮数沸，澄清汁，饮一升，即愈。

**治（食）六畜鸟兽肝中毒方**

水浸豆豉，绞取汁，服数升愈。

马脚无夜眼者，不可食之。食酸马肉，不饮酒，则杀人。马肉不可热食，伤人心。马鞍下肉，食之杀人。白马黑头者，不可食之。白马青蹄者，不可食之。马肉、肉共食，饱醉卧，大忌。驴马肉合猪肉食之，成霍乱。马肝及毛，不可妄食，中毒害人。

**治马肝毒中人未死方**

雄鼠屎二七粒，末之，水和服，日再服。屎尖者是。又方：

人垢，取方寸匕，服之佳。

**治食马肉中毒欲死方**

香豉二两　杏仁三两　上二味，蒸一食顷熟，杵之服，日再服。又方：煮芦根汁，饮之良。

疫死牛，或目赤，或黄，食之大忌。牛肉共猪肉食之，必作寸白虫。青牛肠，不可合犬肉食之。牛肺从三月至五月，其中有虫如马尾，割去勿食，食则损人。牛、羊、猪肉，皆不得以楮木、桑木蒸炙，食之令人腹内生虫。啖蛇牛肉杀人，何以知之？啖蛇者，毛发向后顺者，是也。

**治噉蛇牛肉食之欲死方**

饮人乳汁一升，立愈。又方：以泔洗头。饮一升，愈。牛肚细切，以水一斗，煮取一升，暖饮之，大汗出者愈。

**治食牛肉中毒方**

甘草煮汁饮之，即解。

羊肉其有宿热者，不可食之。羊肉不可共生鱼、酪食之，害人。羊蹄甲中有珠子白者，名羊悬筋，食之令人癫。白羊黑头，食其脑，作肠痈。羊肝共生椒食之，破人五脏。猪肉共羊肝和食之，令人心闷。猪肉以生胡荽同食，烂人脐。猪脂不可合梅子食之。猪肉和葵食之，少气。鹿人（肉）不可和蒲白作羹，食之发恶疮。麋脂及梅李子，若妊妇食之，令子青盲，男子伤精。獐肉不可合虾及生菜、梅、李果食之；皆病人。痼疾人不可食熊肉，令终身不愈。

白犬自死，不出舌者，食之害人。食狗鼠余，令人发瘘疮。

**治食犬肉不消成病方**

治食犬肉不消，心下坚，或腹胀，口干大渴，心急发热，妄语如狂，或洞下方杏仁一升（合皮熟研用）以沸汤三升和，取汁，分三服，利下肉片，大验。

妇人妊娠，不可食兔肉、山羊肉及鳖、鸡、鸭，令子无声音。兔肉不可合白鸡肉食之，令人面发黄。兔肉着干姜食之，成霍乱。凡鸟自死，口不闭，翅不合者，不可食之。诸禽肉，肝青者，食之杀人。鸡有六翮四距者，不可食之。乌鸡白首者，不可食之。鸡不可共葫蒜食之，滞气；（一云鸡子）山鸡不可合鸟兽肉食之。雉肉久食之，令人瘦。鸭卵不可合鳖肉食之。妇人妊娠食雀肉，令子淫乱无耻。雀肉不可合李子食之。燕肉勿食，入水为蛟龙所啖。

### 治食鸟兽中箭肉毒方

鸟兽有中毒箭死者，其肉有毒，解之方大豆煮汁及盐汁服之解。鱼头正白，如连珠至脊上，食之杀人。鱼头无腮者，不可食之，杀人。

鱼无肠胆者，不可食之，三年阴不起，女子绝生。鱼头似有角者，不可食之。鱼目合者，不可食之。六甲日，勿食鳞甲之物。鱼不可合鸡肉食之。鱼不得合鸬鹚肉食之。鲤鱼鲊，不可合小豆藿食之，其子不可合猪肝食之，害人。鲤鱼不可合犬肉食之。鲤鱼不可合猴雉肉食之。一云不可合猪肝食。鳀鱼合鹿肉生食，令人筋甲缩。青鱼鲊，不可合生葫荽及生葵并麦中食之。鳅、鳝不可合白犬血食之。龟肉不可合酒、果子食之。鳖目凹陷者，及厌下有王字形者，不可食之。其肉不得合鸡、鸭子食之。龟、鳖肉不可合苋菜食之。虾无须，及腹下通黑，煮之反白者，不可食之。食脍，饮乳酪，令人腹中生虫为瘕。

**治食鲙不化成症病方**

鲙食之，在心胸间不化，吐复不出，速下除之，久成症病，治之方：橘皮一两　大黄二两　朴硝二两，上三味，以水一大升，煮至小升，顿服即消。

**食鲙多不消，结为症病，治之方**

马鞭草上一味，捣汁饮之，或以姜叶汁饮之一升，亦消。又可服吐药吐之。

**食鱼后食毒，两种烦乱，治之方**

"食毒"。《千金》作"中毒"，两种作"面肿"。

橘皮　浓煎汁服之，即解。

**食鯸鮧鱼中毒方**

芦根　煮汁服之，即解。

蟹目相向，足斑目赤者，不可食之。

**食蟹中毒治之方**

紫苏　煮汁饮之三升。紫苏子捣汁饮之，亦良。又方：冬瓜汁饮二升，食冬瓜亦可。

凡蟹未遇霜，多毒，其熟者乃可食之。蜘蛛落食中，有毒，勿食之。凡蜂、蝇、虫、蚁等多集食上，食之致瘘。

# 果实菜谷禁忌并治第二十五

果子生食生疮。果子落地经宿，虫蚁食之者，人大忌食之。生米停留多日，有损处，食之伤人。桃子多食令人热，仍不得入水浴，令人病，淋沥，寒热病。

杏酪不熟伤人。梅多食，坏人齿。李不可多食，令人胪胀。林禽不可多食，令人百脉弱。

橘柚多食，令人口爽，不知五味。梨不可多食，令人寒中，金疮、产妇亦不宜食。

樱桃、杏多食，伤筋骨。安石榴不可多食，损人肺。胡桃不可多食，令人动痰饮。生枣多食，令人热渴气胀。寒热羸瘦者，弥不可食，伤人。

**食诸果中毒治之方**

猪骨烧过 上一味，末之，水服方寸匕。亦治马肝、漏脯等毒。

木耳赤色，及仰生者，勿食。菌仰卷及赤色者，不可食。

**食诸菌中毒，闷乱欲死，治之方**

人粪汁，饮一升。土浆，饮一二升。大豆浓煮汁饮之。服诸吐利药，并解。食枫柱菌而哭不止，治之以前方。

误食野芋，烦毒欲死，治之以前方。

蜀椒闭口者有毒。误食之，戟人咽喉，气病欲绝，或吐下白沫，身体痹冷，急治之方

肉桂煎汁饮之，多饮冷水一二升，或食蒜，或饮地浆，或浓煮豉汁饮之，并解。

正月勿食生葱，令人面生游风。二月勿食蓼，伤人肾。三月勿食小蒜，伤人志性。四月、八月勿食胡荽、伤人神。五月勿食韭，令人乏气力。五月五日勿食一切生菜，发百病。

六月、七月勿食茱萸，伤神气。八月、九月勿

食姜，伤人神。十月勿食椒，损人心，伤心脉。

十一月、十二月勿食薤，令人多涕唾。四季勿食生葵，令人饮食不化，发百病。非但食中，药中皆不可用，深宜慎之。时病瘥，未健，食生菜，手足必肿。夜食生菜，不利人。十月勿食被霜生菜，令人面无光，目涩，心痛，腰疼，或发心疟。疟发时，手足十指爪皆青，困委。葱、韭初生芽者，食之伤人心气。

饮白酒，食生韭，令人病增。生葱不可共蜜食之，杀人。独颗蒜弥忌。枣和生葱食之，令人病。生葱和雄鸡、雉、白犬肉食之，令人七窍经年流血。食糖、蜜后四日内食生葱、韭，令人心痛。夜食诸姜、蒜、葱等，伤人心。芜菁根多食，令人气胀。薤不可共牛肉作羹，食之成瘕病，韭亦然。蓴多食，动痔疾。

野苣不可同蜜食之，作内痔。白苣不可共酪同食，作虫。黄瓜食之，发热病。葵心不可食，伤人，叶尤冷，黄背赤茎者，勿食之。胡荽久食之，令人多忘。病人不可食胡荽及黄花菜菜，芋不可多食，动病。妊妇食姜，令子余指。蓼多食，发心痛。蓼和生鱼食之，令人夺气，阴咳疼痛。芥菜不可共兔肉食之，成恶邪病。小蒜多食，伤人心力。

**食躁或躁方**

豉浓煮汁饮之

**误食钩吻杀人解之方**

钩吻与芹菜相似，误食之杀人，解之方荠苨八两，上一味，水六升，煮取二升，分温二服。

**治误食水莨菪中毒方**

菜中有水莨菪，叶圆而光，有毒。误食之，令人狂乱，状如中风，或吐血，治之方甘草煮汁服之，即解。

**治食芹菜中龙精毒方**

（原缺）春秋二时，龙带精入芹菜中，人偶食之为病。发时手青腹满，痛不可忍，名蛟龙病，治之方：硬糖二三斤，上一味，日两度服之，吐出如蜥蜴三五枚，瘥。

**食苦瓠中毒治之方**

黎穰煮汁，数服之，解。

扁豆，寒热者不可食之。久食小豆，令人枯燥。食大豆屑，忌啖猪肉。大麦久食，令人作癖。白黍米不可同饴、蜜食，亦不可合葵食之。莜（荞）麦面多食之，令人发落。盐多食，伤人肺。食冷物，冰人齿。食热物，勿饮冷水。

饮酒，食生苍耳，令人心痛。夏月大醉汗流，不得冷水洗着身，及使扇，即成病。饮酒，大忌炙腹背，令人肠结。醉后勿饱食，发寒热。饮酒食猪肉，卧秫稻穰中则发黄。食饴，多饮酒，大忌。凡水及酒，照见人影动者，不可饮之，醋和酪食之，令人血瘕。食白米粥，勿食生苍耳，成走疰。食甜粥已，食盐即吐。犀角筋搅饮食，沫出及浇地坟起者，食之杀人。

**饮食中毒，烦满，治之方**

苦参三两，苦酒一升半　上二味，煮三沸，三上三下，服之，吐食出，即瘥。或以水煮亦得。又方：犀角汤亦佳。

**贪食、食多不消，心腹坚满痛，治之方**

盐一升 水三升，上二味，煮令盐消，分三服，当吐出食，便瘥。

矾石，生入腹，破人心肝，亦禁水。商陆，以水服，杀人。亭苈子傅头疮，药成入脑，杀人。水银入人耳，及六畜等，皆死。以金银着耳边，水银则吐。苦练无子者，杀人。凡诸毒，多是假毒以投，不知时，宜煮甘草荠拌汁饮之，通除诸毒药。

# 附

## 一、古今重量换算

### （一）古秤以黍、铢、两、斤计量而无分名

汉、晋：1 斤 =16 两；
1 两 =4 分；
1 分 =6 铢；
1 铢 =10 黍。

宋代：1 斤 =16 两；
1 两 =10 钱；
1 钱 =10 分；
1 分 =10 厘；
1 厘 =10 毫。

元、明、清沿用宋制，很少变动。

## 古代药物质量与市制、法定计量单位换算表解

| 时代 | 古代用量 | 折合市制 | 法定计量 |
|---|---|---|---|
| 秦代 | 一两 | 0.5165 市两 | 16.14 克 |
| 西汉 | 一两 | 0.5165 市两 | 16.14 克 |
| 东汉 | 一两 | 0.4455 市两 | 13.92 克 |
| 魏晋 | 一两 | 0.4455 市两 | 13.92 克 |
| 北周 | 一两 | 0.5011 市两 | 15.66 克 |
| 隋唐 | 一两 | 0.0075 市两 | 31.48 克 |
| 宋代 | 一两 | 1.1936 市两 | 37.3 克 |
| 明代 | 一两 | 1.1936 市两 | 37.3 克 |
| 清代 | 一两 | 1.194 市两 | 37.31 克 |

注：以上换算数据系近似值。

（二）市制（十六进制）重量与法定计量的换算

1斤（16市两）=0.5千克=500克

1市两=31.25克

1市钱=3.125克

1市分=0.3125克

1市厘=0.03125克

（注：换算时的尾数可以舍去）

（三）其他与重量有关的名词及非法定计量

古方中“等分”的意思是指各药量的数量多少

全相等，大多用于丸、散剂中，在汤剂、酒剂中很少使用。其中，1 市担 =100 市斤 =50 千克，1 公担 =2 担 =100 千克。

## 二、古今容量换算

### （一）古代容量与市制的换算

古代容量与市制、法定计量单位换算表解

| 时代 | 古代用量 | 折合市制 | 法定计量 |
| --- | --- | --- | --- |
| 秦代 | 一升 | 0.34 市升 | 0.34 升 |
| 西汉 | 一升 | 0.34 市升 | 0.34 升 |

续 表

| 时代 | 古代用量 | 折合市制 | 法定计量 |
| --- | --- | --- | --- |
| 东汉 | 一升 | 0.20 市升 | 0.20 升 |
| 魏晋 | 一升 | 0.21 市升 | 0.21 升 |
| 北周 | 一升 | 0.21 市升 | 0.21 升 |
| 隋唐 | 一升 | 0.58 市升 | 0.58 升 |
| 宋代 | 一升 | 0.66 市升 | 0.66 升 |
| 明代 | 一升 | 1.07 市升 | 1.07 升 |
| 清代 | 一升 | 1.0355 市升 | 1.0355 升 |

注：以上换算数据仅系近似值。

## （二）市制容量单位与法定计量单位的换算

### 市制容量与法定计量单位的换算表解

| 市制 | 市撮 | 市勺 | 市合 |
|---|---|---|---|
| 换算 |  | 10 市撮 | 10 市勺 |
| 法定计量 | 1 毫升 | 1 厘升 | 1 公升 |
| 市制 | 市升 | 市斗 | 市石 |
| 换算 | 10 市合 | 10 市升 | 10 市斗 |
| 法定计量 | 1 升 | 10 升 | 100 升 |

## （三）其他与容量有关的非法定计量

如刀圭、钱匕、方寸匕、一字等。刀圭、钱匕、方寸匕、一字等名称主要用于散剂。方寸匕，作匕正方一寸，以抄散不落为度；钱匕是以汉五铢钱抄取药末，以不落为度；半钱匕则为抄取一半；一字即以四字铜钱作为工具，药末遮住铜钱上的一个字的量；刀圭即十分之一方寸匕。

1 方寸匕≈2 克（矿物药末）≈1 克（动植物药末）≈2.5 毫升（药液）

1 刀圭≈1/10 方寸匕

1 钱匕≈3/5 方寸匕